U0121594

大展好書 好書大展

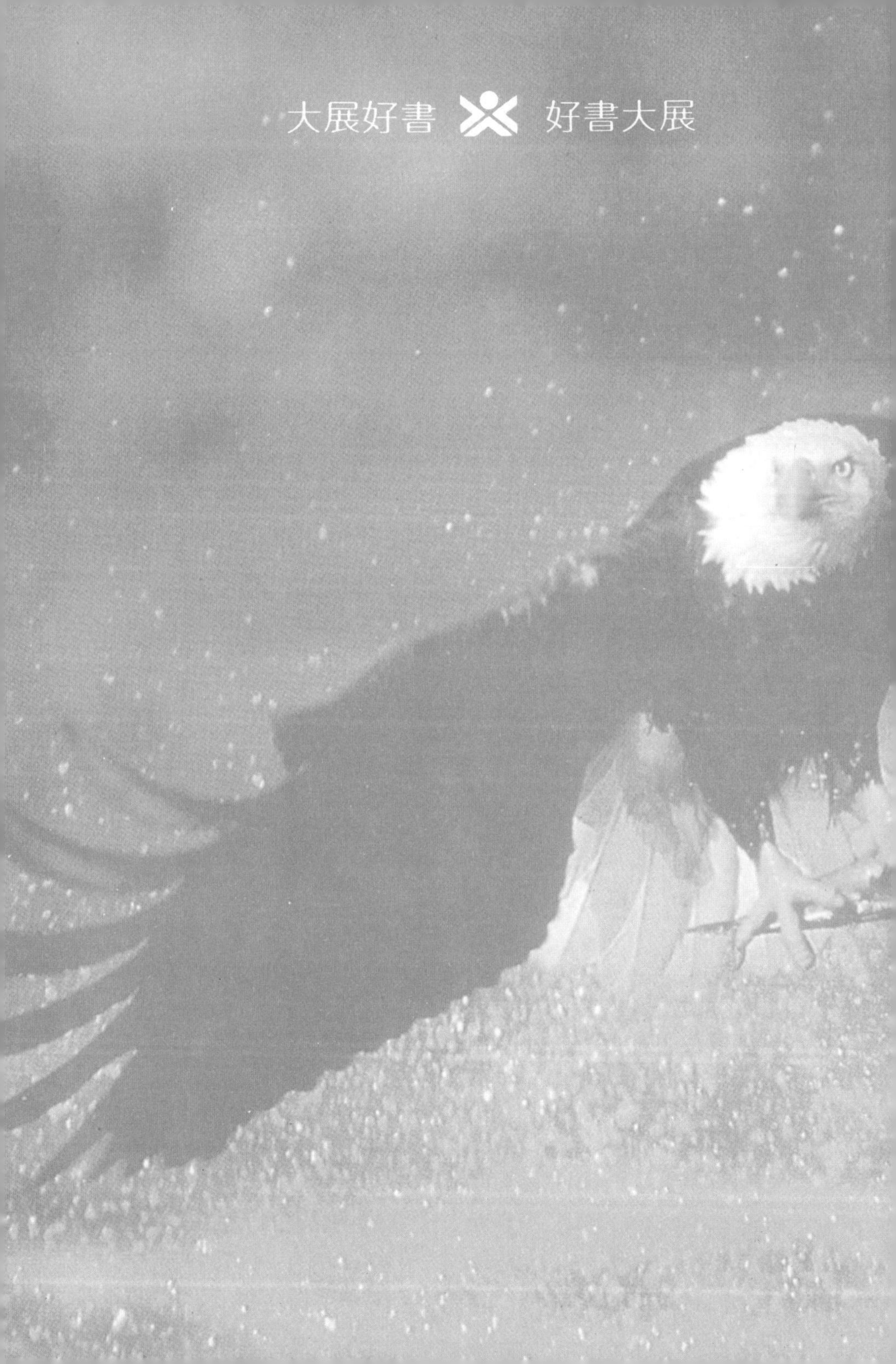
大展好書 好書大展

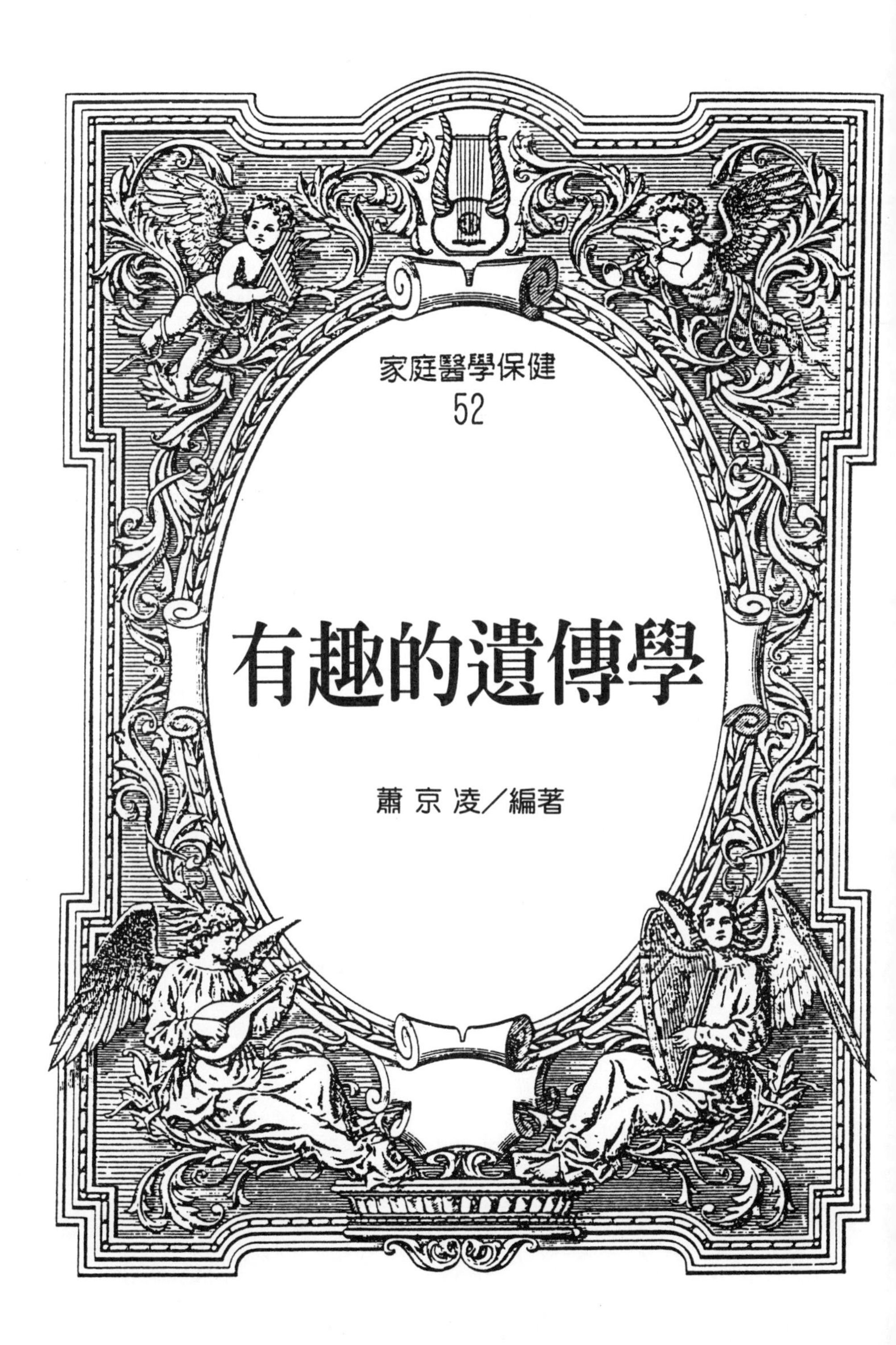

家庭醫學保健

52

有趣的遺傳學

蕭 京 凌／編著

序　言

遺傳工程學是現今最引人注目的一種研究科學。

為什麼？

因為掌握人類生存的三大因素——能源、糧食、醫療的關鍵就是遺傳學。

事實上，由於新藥物的開發，已經使得原本令人恐懼的一些不治之症，有了治癒的希望。而發達的遺傳工程學在研究與發展下，解決了人類老化的煩惱，進而保持肉體的活力與健康。

遺傳工程學的應用，更解決了人口過剩的糧食危機，將原有的不安帶入一種充滿生機的新境界。現在，有一種人工培育的新種米正被開發中，同樣面積的田地能收穫較從前一倍以上的稻米，另外，馬鈴薯和番茄的新品種，也透過遺傳因子的重新組合而研發成功。

所以相同細胞的動植物，不斷地透過這種技術製造出來，並為人們所熟知，例如，食用肉片、專門用來生蛋的蛋雞，便是很好的例子。但是對人類來說，要將這些技術應用在人的身上，依然存在著各種的困難，不過將來也許會有人造人的可能也說不定呢！遺傳工程學能夠將科幻世界的種種變成事實，我們且拭目以待它的發展。

先暫且不談左右人類未來的尖端遺傳工程學。本書要談的是與人類最切身的遺傳問題。

「面貌長的像父親」或「走路的樣子像母親」，像這樣的對話常會出現在日常生活中。但是奇怪的是，似乎沒有人對這些對話產生疑問。

因此，類似像「孩子纖弱的體質像父親，這是無法改變的事實」或「容易生病也是因為遺傳因素，所以沒有辦法」這樣的想法，也根深蒂固的深植在大多數人的心中。從另一方面來說，只要對父母的兄弟與親戚們的身體狀況稍加觀察，就可以發現整個家族確實是具有類似的體質。但是可惜的是，也就是這種遺傳的想法，使人們對遺傳產生誤解，並造成許多小孩子發生不幸的實例。

對父母們來說，孩子的長相、身高、性格與才能等，能與父母相像到何種程度，是相當令人在意的事情。能夠養育出身材高大、鼻梁挺立的俊男美女，是父母親最大的心願與驕傲。然而當事與願違時，只好想成「因為像父親」或「因為像母親」來安慰自己。像這種想法，從某個角度來看，實在是不得已的。

但是，若牽涉到疾病的問題，那就不同了。由於母親的無知與誤解，將能治好的疾病放置不管而使病情逐漸惡化，往往會帶來意想不到的結果。如此一來，孩子實在是太可憐了。

筆者是小兒科的專門醫生，所以常會碰到一種情況，由於父母缺乏對疾病的正確認識，而導致小孩子受苦的情形。每當遭遇到這樣的場面，使我深深的感受到，因為無知而造成孩子的不幸，雙親要負很大的責任。

曾發生過這樣的例子：

根據描述，有一位小學五年級的小男孩，進入小學的成績原本相當優秀，但是，到了小學三年級，成績卻一落千丈。學校的老師以及經常為他診療的醫生，都判定是智能不足和神經衰弱。此外，學校的老師還說他對學校教授課業的內容記憶得斷斷續續，無法掌握要點作全盤的了解，每次考試幾乎都不會。問母親孩子在家中的情形，並沒有特別的發現。但是當仔細的觀察時，卻發現每超過二、三秒，這孩子的意識會有突然中斷的情形出現。於是，為了小心起見，決定作腦波的檢查。

結果是腦波異常。一般人都認為癲癇的症狀就是突然口吐白沫，倒臥在地。但是這種癲癇患者在幼年期並不會發生如此典型的症狀。旁人對於這種意識朦朧與中斷的症狀看得並不清楚。而這個小男孩正是如此的例子。

詳細診斷之後，發現孩子的母親、其兄弟有癲癇的遺傳。癲癇是否會遺傳？在本書後章將會詳述。如果孩子的母親對他意識中斷的症狀曾注意到的話，便能早期治療。若不幸被當作智能障礙來診治的話，將會使小孩陷入更嚴重的狀態。

幸虧孩子診治得當，利用抗癲癇劑的壓抑，發作的症狀已完全消失。成績也不斷的進步，六年級時甚至得到全班第一名。

癲癇患者聽說約百萬人，但實際上約為此數目的三倍，亦即大約三百萬人，事實上，數字所顯現出來的癲癇患者，有部分是由母親在他們幼年時期便察覺出來的。

在此介紹一些令人吃驚的實例。經常頭痛的父母，總認為頭痛並非大毛病。當小孩頭痛時，也認為沒有關係僅是遺傳，只要忍耐一下不必在意。像這種頭痛的情形放置不管的人很多，殊不知孩子頭痛可能是一種危險訊號。

某位被頭痛困擾長達一年的國中生，在一天早上因頭痛而導致嘔吐後，慌忙地到診所，診察後並無發現任何異常，只是向上看時眼睛似乎有困難，作頭部的斷層掃瞄後，發現是腦腫瘤。

另一個小學六年級的小男生，被頭痛困擾長達三個月，初期檢查並無異常，但仔細詢問母親發現：孩子常半夜起床喝水，並有常常上廁所的舉動，於是檢查尿酸的比重發現偏低，有尿毒症的跡象。作頭部斷層掃瞄後發現腦下垂體腫瘤。不管是任何一個例子，若是放任頭痛不管，必會導致孩子死亡。

疾病的感染是可怕的，若稍不注意，嚴重時會導致死亡。因此，具備對疾病的正確知識，以及根據知識所做的迅速處理，是必要而不可或缺的。

是繼承父母？是遺傳？果真是如此嗎？並非是遺傳也認為是遺傳，不該忍受而卻要孩子去忍受的疾病，其實是相當危險的。所以加強對疾病的認知以及學習早期發現的方法提早預防，才是作父母應盡的責任。

遺傳工程學，日新月異的在進步與發達，以往被認為是不治之症，在未來都將有被治癒的一天。在先進的科學裡早就證實，全新的家庭遺傳學將被實現。

目錄

第二章　有趣的體質、性格、才能
——父母與子女之間的「遺傳因子」

第三章　學問、運動能力的傾向所出現的可能性差異

第四章　感情、行動驚人的遺傳特性能夠表現到某種程度

第五章　自己和孩子的關係遺傳子科學有效果的活用法

第一章

從遺傳的特性中去了解孩子

孩子變胖最大的原因

小孩子太過於肥胖，已經是現今社會上一個相當普遍的問題，這種弊害與成人病——高血壓、心臟病和糖尿病的增加有很大的關連。對現今的母親們而言，這個問題更帶來現實而深刻的煩惱。但是更糟的是，許多母親對於這個問題完全沒有察覺。

孩子的肥胖與學校之間似乎顯現不出任何的關連。有過這樣的例子：孩子在沒有任何原因的情況下，突然厭惡到學校上課，且一向活潑開朗不怕陌生人的個性，在入學之後竟變成內向畏縮、悶悶不樂。不愛說話、關在房間內，甚至有時連飯都不出來吃。

本來母親以為是回家的課業忘記作，而遭到老師責罰，或是和朋友們吵架了。擔心的詢問之後，發現似乎又不是如此。完全不知道原因，也不知該如何是好。

其實，母親很少發現到孩子厭惡到學校的原因——是因為肥胖的緣故。「只是太胖而已」很多母親都輕鬆的這樣認為。但是實際的狀況是如何呢？肥胖的孩子因為體重太重的關係，上體育課時，跳箱跳不過去而遭到其他孩子的嘲笑。跳遠時，不僅跳的不遠且屁股先着地。本來在休息時間時，應該快樂地和其他孩子嬉戲，也因為動作遲緩而被排斥在外。久而久之，發生的次數多了，孩子逐漸討厭到學校上課。

由於孩子的肥胖所帶來的困擾，應該儘早發現並想出應對的方法。但是，事實上母親的反應卻正好完全相反。因為孩子的雙親均長得肥胖，所以母親認為孩子長得肥胖也是當然的，並被認定為長得像父親，或得自於母親肥胖的遺傳。類似這樣的對話，不時的出現在很多的家庭中。

然而，事實並非那麼單純。由下面的現象可以證實這種說法。肥胖的母親，其兄姊的身材均正常而標準，只有母親的身材肥胖且生下肥胖的孩子。有這種情形的家庭很多。

但令人困惑的是，孩子的體質還是會繼承父母的肥胖。亦即，過於肥胖的父母所生出的孩子，變成肥胖兒童的可能性很高。但是，是否百分之百的可能都是肥胖兒童則不一定。有關此點，在生命科學方面，目前並無明確的答案。以一對夫婦為例，即使餵養相同食物，他們的孩子仍是會有胖與正常的身材差異。

根據調查結果顯示，雙親都太肥胖，所生出的孩子有百分之五十三的可能變成肥胖。雙親中的一人太過於肥胖，所生的孩子有百分之三十九的可能變成肥胖。孩子在出生時就已經被決定是否肥胖。

「果然是如此，自己的肥胖會遺傳給孩子！」看到此也不禁會有不知如何的悲觀想法吧！不管是百分之五十三或百分之三十九，只要在或然率中，孩子肥胖的可能性就很高。然而，事實上這種想法是對遺傳的重大誤解。

其實並非是肥胖會遺傳，而是使人肥胖的「體質」會遺傳，大多數的人都誤解了這一點。換句話說就是，雖然繼承了雙親肥胖的體質，孩子也不一定會變成肥胖。只是變成肥胖的可能性比別人高，而這種可能性則可經由母親的努力而得到改善。體質的形成因素：一方面繼承於父母，另一方面是受後天環境的影響，而孩子變成肥胖的原因，如果是因為父母疏於照顧，而沒有注意到孩子的飲食生活所形成的，就是父母的責任。

有些母親，為了怕孩子變得過於肥胖，於是小心翼翼的控制孩子三餐的食量，並且自己也和孩子一樣三餐都不敢吃得太多。然而，越是如此作的母親，越是會和孩子二人偷偷的找零食吃。而且所吃的零食都是一些容易肥胖的食品。以小學生所喜好的零食來說，排名依次如下：第一是冰淇淋，第二是薯條，第三是蛋糕，第四是果汁，第五是巧克力。從這裡就可以看出為什麼會肥胖的原因了。並且值得一提的是，這些小學生所喜好的前五名零食，正是肥胖的母親所喜好的前五名零食。

孩子的飲食生活是重要的，並不是以孩子的喜好來決定所需供給的多寡，而是將蛋白質小心的供給正在成長的細胞，使之不過量或缺乏才是最重要的。例如：良質的蛋白質、沒有油的雞胸肉、蛋、牛乳這一類的食品，無論是那位母親都知道孩子在開始斷奶時，要以蛋來

防止孩子變成肥胖體質的食品

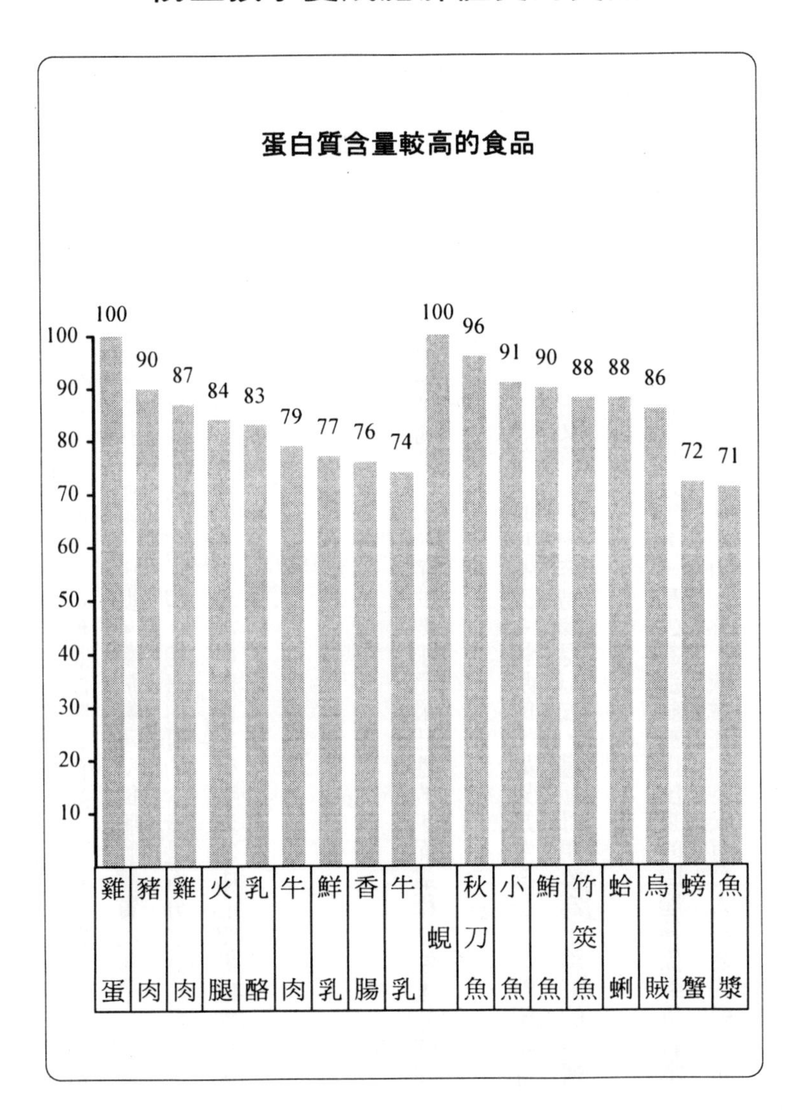

代替乳品的供給。因為蛋白質含量百分之百的蛋是最理想的斷奶食品，而且只要不持續供給此類高蛋白食品給孩子，就不必擔心孩子肥胖。因此，對於繼承父母肥胖體質的孩子，母親應該以蛋白質的含量來考慮孩子的飲食生活。蛋、蜆、蝦蛋白質的含量是百分之百的食品，而秋刀魚、小魚也含有極高的蛋白質。利用這種以食品中所含之營養素為中心來考慮飲食生活的飲食法，可以改變孩子肥胖的體質。

在此可分辨出高與矮

希望孩子這樣，希望孩子那樣的母親，對孩子的要求是最任性的，而這種任性尤其強烈的表現在對孩子身體上的問題的要求。

自己的孩子如果是男孩子的話，希望他身材高大，相反的；如果是女孩子，則希望她身材不要太高大，並且認為身材高大的女孩子不太容易嫁得出去，這種母親會為了將來的事情而杞人憂天。

會把孩子的身高提出來當作問題的母親很多，是因為這個被提出來的問題關係到母親本身身高的問題，亦即這些母親因為長得太高而有自卑感，或曾在小時候有令人煩惱的經驗所形成的。

例如：在孩子的時期，是被嘲笑為「矮冬瓜」長大的，並且總是站在班上的最前面，由於有了這種令人厭惡的經驗，於是希望自己的孩子，不要遭受到這種經驗的心情比起別人更強一倍。因此，常有即將結婚的女性諮詢有關男方的問題，大部分是由於男方的身高太矮，擔心會遺傳給孩子。

相反的，身材高大的女性情形也是相同，經常站在全班的最後面，被嘲笑為「竹竿」，在成長的過程中，為了裝矮點，就彎腰駝背不敢挺直身軀，等到長大時已經姿勢不良了。有了這些經驗的母親，若女兒身材比別人高大時，就擔心她是否會受人欺侮。

然而，孩子的身高除非是受疾病的影響，否則擔心也沒有什麼用。

身高的遺傳性較肥胖體質的遺傳性百分比率來的高，身材高大的雙親，所生的子女身材大多也是高大；身材矮小的父母，所生的子女身材也多為矮小。

然而，身高並非是百分之百的由遺傳決定，其實遺傳雖然是決定身高最重要的因素，但另外還要考慮到飲食生活與賀爾蒙的影響。

那麼在這些遺傳的要素當中，該以怎樣的比例來決定身高呢？

孩子身高，得自於父親的遺傳佔百分之三十五的百分比，得自於母親的遺傳佔百分之三十五，剩下的百分之三十是由環境所形成。由前述的數字可得知，身材高大的雙親所生的孩子，有百分之七十的可能性身材高大。相反的，身材矮小的雙親有相同百分比的可能性生出矮小的孩子。

那麼雙親中一人高大一人矮小，所生出來的孩子身高是如何呢？在此情況下，大約是一種平均的狀況，也就是生出身材中等，既不高也不低的孩子的可能性很高。

但是，決定身高的遺傳子並非是單一的，而是由複數的遺傳子相互作用與影響來決定身高。簡單的說：身材高的遺傳子與身材矮的遺傳子兩種，當身材高的遺傳子多於身材矮的遺傳子時，孩子的身高就高，當身材矮的遺傳子多於身材高的遺傳子時，身材就矮。因此身材高的人也顯然也隱藏著身材矮的遺傳子，所以他的孩子並不一定就是身材高。

那麼，孩子身材的高矮如何來分辨呢？

有趣的是，不僅身高會遺傳，就連身高在成長的情形也會遺傳。

身高的成長是孩子轉變成大人的一種現象，而每個人成長的程度並不一定。一般而言，孩子在幼年時期會不斷的長高，但到某一時期又會突然停止成長。以男孩子為例，男孩子到中學時再一度突然的急速成長。而女孩子的情形則成長的較早，其第二度急速成長時期約發生在小學高年級期間。這種成長時期的快與慢，早與晚是會遺傳的，而這種轉變成人的早與晚對身材的高矮是有影響的。孩子長大成人之後的身高是否會與雙親相同，只要觀察孩子與自己成長的情形是否相同，便分辨得出來。

在小學時期身材很矮小，但到了十二、十三歲時卻突然長高的某些母親們，對於她們的孩子在小學時期，身材過於矮小的情況不必太過於緊張，因為這些孩子可能是受了母親的遺傳，到了十二到十三歲時會突然長高。

除非一些異常的少數情況，否則看看孩子在十六到十七歲的成長狀況就可以分辨出孩子成人後身材的高矮。影響成長的種種要素與飲食、運動、賀爾蒙的均衡都有關連，若僅僅是骨骼系統的疾病而賀爾蒙沒有異常，就不要去擔心孩子的身高問題。有人說吃了某些東西，會長高十公分是不可能的。還有人說常吊單槓也會長高，這些都只是一些傳說而已。

當結婚的對象選定時，就已經決定了孩子成長的情況。因此，若想生出身材高的孩子，和身材高的男性結婚是最好的方法。依生物遺傳學而言，身材矮的遺傳性比身材高的遺傳性來的強勢。也就是說，身材矮的女性雖是和身材高的男性結婚，也有可能生出身材矮小的子女。

父親有禿頭的現象時，其子女禿頭的比率

父親在年輕時若有禿頭的情況，則男孩子約有半數會在年輕時就禿頭。詳述如後：

年輕時就禿頭的遺傳子，若遺傳給男子，必會出現禿頭的現象，而這種遺傳就稱為顯性遺傳。但是相反的，若遺傳給女子，則不會有禿頭現象，只是變成一種隱性的遺傳子潛伏在女性身上。這種特殊的遺傳方式即為「從性遺傳」。年輕時就禿頭，是由父親或母親所遺傳的呢？一般而言，是由父母雙方平等的遺傳給子女，只是男子有禿頭的現象而女子沒有，因此簡單的說，年輕就禿頭的遺傳子必定會由父親遺傳給兒子。

父親禿頭且母方的祖父也是禿頭的情況下，若是男孩會如何呢？根據統計結果，男孩子遺傳年輕就禿頭的可能性很高。但是母親若不是隱性遺傳者的時候不能一概而論。

若父親禿頭而母方的祖父不是禿頭的情況下，男孩子遭受遺傳的或然率較低。母親在這種不是隱性遺傳者的狀況下，男孩有百分之五十的可能性。因此，是否會禿頭有時需視母親的遺傳而定。

總而言之，父親年輕時禿頭的現象，孩子有百分之五十以上的可能會禿頭。

那麼，當父親不是禿頭而父方的祖父是禿頭的情況下呢？有些母親為此而擔心自己的孩子是否會禿頭。其實只要母親本身不是隱性遺傳者，亦即母方的祖父母都沒有禿頭的現象的話，就不用去擔心孩子會禿頭。因此，我們可以大膽地作某個程度上的認定，只要父親沒有禿頭，表示父方的祖父沒有受到禿頭的遺傳。

父親是禿頭孩子也會遭受相同的命運嗎？

禿頭的遺傳

★父親是禿頭，母方的祖父沒有禿頭，母親不是隱性遺傳者情況下，男孩子受遺傳的可能是百分之五十。

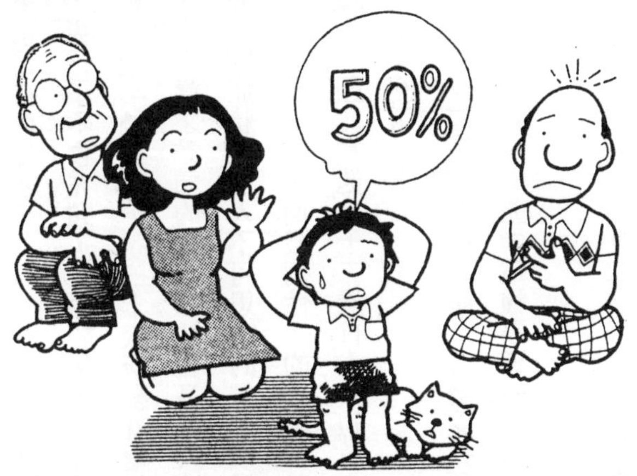

★父親沒有禿頭，母方的祖父是禿頭，母親是隱性遺傳者的情況下，男孩遭受遺傳的可能性是百分之二十五。

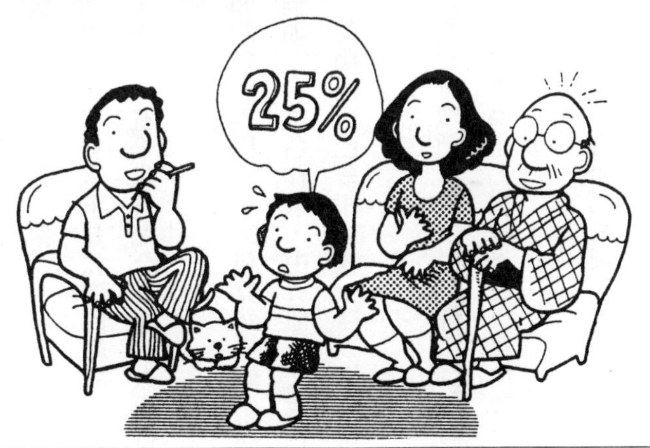

若母方的祖父有禿頭的現象，在母方為隱性遺傳者的情況下，雖父方沒有禿頭，孩子遭受遺傳的或然率也還有百分之二十五。從這方面來說，這是令人不安的一點。

由此可知，男孩子不會禿頭，是由於父親不是禿頭而母方的祖父也不是禿頭的緣故。

所謂「年輕禿頭」是指二十、三十歲頭髮就變稀少，四十、五十歲就完全禿頭的人而言。至於五十歲、六十歲才禿頭的症狀，其實是老人性的脫毛症。

這種年輕禿頭的症狀最令人不可思議的是，孩子禿頭的年齡與程度和父親竟然相同。以術語來說這種症狀即是「同年期發病性」的一種現象。例如：有位名作家，由於他的父親有年輕就禿頭的遺傳，因此當他在十二歲有禿頭的徵兆時，就明白自己會和父親一樣，果然在他二十二歲時，完全禿頭。

所以，當發現孩子有禿頭的徵兆時，有遭受禿頭遺傳的父母親們，應該提早告知自己的兒子，讓他們在心理上有接受禿頭這種事實的準備。因為到目前為止，醫學上還沒有什麼方法能夠防治禿頭。

通常禿頭的人在禿頭前，都有頭皮屑較多的現象，由於頭皮屑會阻塞毛細孔，此時毛髮成長的重要功能——毛乳頭的作用會停止作用，毛髮無法得到營養，於是產生掉落的情形，並且加速禿頭的提早到來。

孩子會禿頭與否，雖然遺傳佔了大部分的影響，但是將保持頭皮清潔的方法教導給孩子，卻是相當必要的。從幼年時期就養成勤洗髮的習慣，縱然頭髮變得稀疏，只要毛乳頭的作用活潑，則頭髮再生的可能性很高。

對孩子而言，除了生理上的禿頭現象，心理上的問題更是重要。一旦孩子自認為禿頭，而產生嚴重的自卑感，並強烈的在意他人的眼光時，就可能影響孩子日後的人格發展。不過另外也有相反的例子，例如，外國影片『國王與我』的光頭巨星尤伯連納，便是以他的光頭來突顯男性的性格形象，而他便以這種男性魅力發展他的演藝事業。

由此可知，教導孩子對自己產生自信是必要的。相反的，懦弱的態度、卑屈的神態，都會使孩子萎靡不振不能長進。

年輕時就變白的頭髮不能拔掉

雖然年輕時就白髮並不像禿頭那麼引人注目，但是總是件令人介意的事情。雖然某些人因白髮而增添了智慧的魅力，然而年輕就白髮終究不好看。因此，常有母親會擔心，孩子是否會遺傳了父親的「少年白」？

然而，母親的擔心是沒有用的。

根據醫學上的研究，白髮是由於毛根中，製造黑色素的機能降低所引起的。黑色素的形成有賴於蛋白質中的胺基酸。然而一旦受到賀爾蒙的影響，會使黑色的程度受到影響，這種先天性的代謝疾病（例：苯酮尿症），是由於賀爾蒙的異常所造成的白髮現象。

與年輕時就禿頭一樣，少年白也有很大的遺傳可能。父親若是少年白，則孩子少年白的可能性很高。由於父親所傳下來的遺傳子，會使孩子在二、三十歲就變成白髮，而且令人遺憾的是，至今少年白依舊未發現到解決的方法。所以當父親有少年白的遺傳時，孩子就要有自己也可能會少年白的覺悟。

母親們常會因為擔心而去拔除孩子的白髮，其實這麼做的結果通常是徒勞無功的，因為被拔除的白髮會在同樣的地方又生長出來。值得注意的是，如果大量的在相同地方拔掉白髮，經過多次之後就會有變成局部禿頭的可能，因此太在意白髮，是沒有必要的。

所以最好讓孩子了解，少年白的形成，並不會對生理與心理造成什麼嚴重的障礙，僅是外觀上較不好看。一旦孩子能夠接受這種事實，就等於解決了白髮的煩惱。

避免孩子酗酒的方法

一般而言，藥越好越有效，但是如果誤用，即使好藥也會變成毒藥。而「酒」，正是一個最典型的例子。

對於嗜酒的人而言，由於喜愛喝酒，因此常用——酒是「百藥之長」的說詞來辯稱酒所帶來的好處。但是對這種人的妻子而言，酒好比是惡魔的飲料。

遺傳要素對一個人酒量的好壞，有很強的影響。亦即體質遺傳所造成對酒的反應人人不同，在此簡單說明如下。

酒精在進入人體之後，由腸胃所吸收，並轉換至肝臟，這時肝臟中的酒精已轉變成「乙醛」這種物質，而乙醛正是使人酒醉的原因。隨著時間的經過，肝臟會釋放出某種酵素來分解乙醛，最後，乙醛變成水和二氧化碳排出體外。

酒量不好的人，是由於分解乙醛的酵素較少，而容易有酒醉的現象。當酒精進入人體無法被釋放出來，而一直以乙醛的形態存在於人體內，則酒喝的越多越容易醉。相反的，分解酵素多的人，酒喝的越多，酵素分泌的越多，乙醛被快速的排解至體外，就越不容易醉，而這也就是酒量好的人所特有的體質。

據說這種分解酵素的多寡由遺傳所決定，如果依人種來分別的話，就可輕易看出酵素多寡確實依遺傳而定。以日本人來說，日本人的體質，所能分泌的酵素就較歐美人來的少。類似像西洋電影中，歐美人大口大口的喝威士忌酒，有如飲料般的毫不節制的狂飲，卻不會醉倒的現象，是不太可能出現在日本人的生活中，因為如果真的如此狂飲，日本人就可能會有「急性酒精中毒」的可能了。

因此，人種對飲酒（酒量）的強與弱的差異，可說是歷代相傳下來的結果。

其實如前所述的說法，並非是誇大其詞。在身邊有很多類似的例子：

我在高中時代的同學中，有一個就是對酒的抗性最弱的，只要稍微的喝一點酒就很容易醉，更糟的是，平常是很乖順的人，一喝酒，不僅臉色變紅，連眼神都變得不同，不僅把高中時授課的恩師的脖子弄傷，更打破了他的頭。這種個性上的大變，是由於酒量不好及對酒的抗性太弱所導致的。

根據調查，這位同學的父親對酒的抗性也是很弱，並曾發生過酒後亂性的事情。由此可知，這位同學是繼承了他父親對酒抗力弱的體質。

像這樣的故事，到處都有，尤其是飲酒後的性情，更是形形色色，各個不同。

有些人平常笑口常開，但一喝酒卻哭個不停。有些人平常很文靜，一喝酒卻變得膽大異常、喋喋不休、活潑好動。還有些人喝完酒之後，會大笑不已，或拼命找人喝酒，或突然不愛說話，只色迷迷的對一些女人微笑，而有些人則不停的吃。各式各樣不勝枚舉。

有些母親由於父親嗜酒，且有酒後亂性的惡習，因此就擔心孩子會像父親一般愛喝酒又

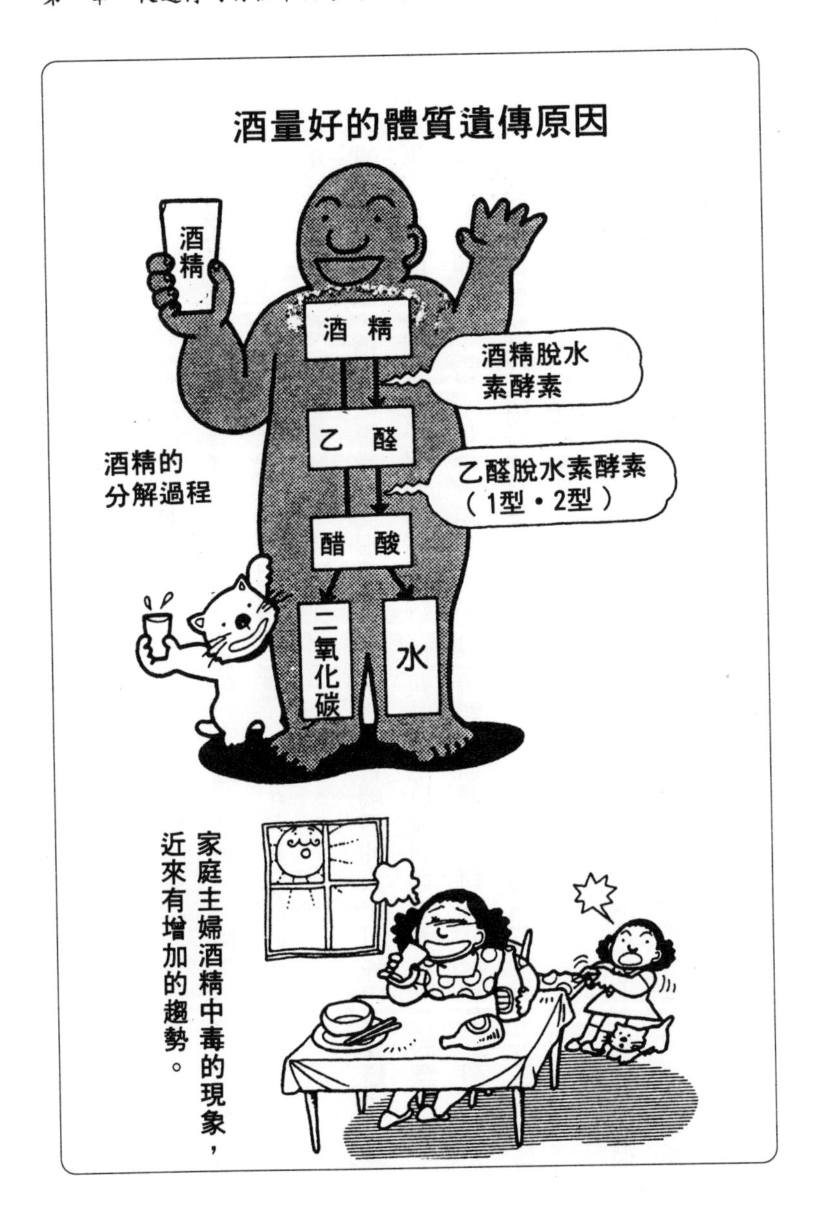
酒量好的體質遺傳原因
酒精
酒精
酒精脫水素酵素
乙醛
酒精的分解過程
乙醛脫水素酵素（1型・2型）
醋酸
二氧化碳
水
家庭主婦酒精中毒的現象，近來有增加的趨勢。

亂性。所以，在孩子還很小的時候就告誡他「千萬不要像你父親一樣」，其實這種擔心孩子會遭受遺傳的心情雖然值得同情，但卻是沒有必要的。

一般而言，依體質對酒的抗性強弱遺傳，都會形成一種劣性遺傳。也就是當父方對酒的抗性強，而母方對酒的抗性是普通的情況，孩子遭受「普通」遺傳的可能性很高。但是依據統計上的實際數字來看，似乎又受到某些因素的影響，而產生種種不同的情況，有可能是全生出酒量好的孩子，或一半酒量好一半酒量差的孩子。

其實酒量的好壞，環境的影響是個很重要的因素，不會喝酒的人，可經由訓練變成會喝酒。如果以母親的立場來看孩子與酒的關係時，母親一定是以皺眉頭來表示反對的意見。

但是，對父親而言，孩子是否會喝酒，以及是否能參加酒席之類的社交活動，卻是男人建立地位與事業的社交生活所必須具備的事項。所以當雙親都不會喝酒的情況下，孩子遺傳不會喝酒的可能性很強。此時製造喝酒的環境，訓練喝酒是必要的。

另外，根據酒精中毒遺傳的研究報告顯示。以一八〇〇個養子作為研究的對象，結果顯示，長期以來，酒精中毒被認為是環境的影響大於遺傳，但追蹤調查之後卻發現家庭環境雖有影響，但遺傳卻是更重要的因素。

具體而言，雙親都是酒精中毒者所生的孩子，比雙親都非酒精中毒者所生的孩子，有高過三倍的可能性會酒精中毒，而僅單單父親是酒精中毒者，四個人當中有一人會生出酒精中毒的男孩。

最近，主婦酒精中毒的現象有增加的趨勢。據聞有些主婦常會一個人在廚房倒酒喝，久而久之，不知不覺的變成酒精中毒者。（酗酒者）

本來，女性會成為酒精中毒者就較男性來得少，而事實上，遺傳的研究也證實酒精中毒會遺傳給男性比女性來得強的說法。但是近年來，由於女性能夠飲酒的機會增加，所以潛在的飲酒遺傳子便有了顯著變化，至於酒精中毒的遺傳會到何種程度，至今仍舊不明。僅有報告顯示，母親是酒精中毒者的情況下，十人中有一人她的子女會遺傳到酒精中毒。所以要避免將酒精中毒遺傳給子女，最好不要每日大量的飲酒，當然如果能戒酒那是最好了。

利用高麗菜與油菜來分辨孩子是否味盲

味覺是會遺傳的，然而當味覺沒有辦法去分辨味道的時候，即稱之為味盲。

利用醫學上的ＰＴＣ來檢查，便能明確的判斷出味盲者。ＰＴＣ這種藥品，本身是含有苦味的，當檢驗時，請受檢人用舌頭去輕舔品，有些人感覺很苦，有些人感覺些許的苦味，而有些人卻一點都沒有感覺，這些人能經由ＰＴＣ的檢查輕易的被判別出是對味道沒有感覺的味盲者。

味盲，是一種劣性遺傳。同樣都是味盲者的雙親，會生出味盲的孩子。而單親是味盲者時，子女便不會是味盲者。

根據調查報告顯示，日本人有一成到二成是味盲者。而速食食品發祥地的美國人，有三成的人是味盲。

其實味盲對實際生活上，並無任何重大的影響，PTC的檢驗，只是一種遺傳學上的數據記錄。味盲者雖嚐不出苦味，但卻不會對飲食造成不便，依舊會有好吃與不好吃的分辨力。並且依循生活環境的差異，形成種種不同的味覺差異與嗜好。

高麗菜與油菜所含的苦味與PTC中的苦味是相類似的。有些父母看到孩子吃油菜與高麗菜，便認為是味盲者，所以才對菜的苦味沒感覺。相反的，看到孩子不吃油菜與高麗菜，就以為孩子有正確而敏銳的味覺，其實前述二種想法都是不正確的。

孩子對食物與蔬菜的好惡，以及是否吃有苦味的油菜，都是味覺上一種習性的問題。不吃苦味的菜，並不表示就非味盲者，只是感覺味道特殊，以前不曾嚐試過，「不喜歡」而已。若要依照孩子們的任性來安排所吃的食物，可能只有徒增煩惱，並且對孩子也不好。只要讓孩子習慣雙親所料理出來的食物，久而久之就會喜歡並且習慣了。

一位理髮師父和一位製造速食麵的業者有過一段如下的有趣對話：

「請你傳授一下秘訣，你的速食麵要怎麼吃才會最好吃？」理髮師問。

「請你絕食三天，再來試試我的麵便知道。」製造者如此回答。

由此可知，味覺真的是會習慣。所以孩子如果嫌料理不好不肯吃飯的話，倒是可以試試前述的作法，相信會很有效的。

偏食的體質是否會遺傳？

一些煩惱的母親，常詢問有關孩子偏食的問題。其中以紅蘿蔔、青椒的偏食最多，其次是討厭魚、肉、干納豆……等食物。在這些母親當中，有不少人會如此問——「我偏食，所以我的孩子是否也會有偏食的遺傳？」

事實上，人類對食物的喜好與厭惡，與環境中的生活習慣有很大的關係，當然遺傳的因素也並不是沒有。但是「味的嗜好」與以PTC檢查出的味盲遺傳並無絕對關係的情況，又另當別論。一般而言，日常生活的種種與遺傳是沒有關係的。

「對某些食物偏食」其實是「不喜歡某些食物的想法」的一種藉口。例如：母親討厭吃的食物就不會給孩子吃，久而久之孩子也會因為討厭吃同樣的食物，而有偏食的習慣。

有些父母以獎懲的手段來改正孩子偏食的惡習。例如：「對討厭吃肉的孩子說：吃肉給一百元，不吃肉就給拳頭」，如此一來孩子為了避免被打，當然本能性的選擇有利的一方，閉著眼把肉吞下，還可以拿錢。久而久之反覆作這些動作，就把偏食的惡習改過來了。

另外，要了解的是，孩子對食物的厭惡，是越不去吃它就越感到厭惡。所以，母親如果有「自己都討厭的食物，孩子也一定討厭」的想法，就會不知不覺的傳染給孩子，孩子感受到相同的心情，就對母親討厭的東西也產生厭惡。具體而言，母親對討厭的食物會避免放在餐桌上，即使放上了餐桌，也多半是放置在離自己最遠的角落，讓自己看不到。殊不知這種作法，已經造成了孩子有「不必吃這道菜」的想法。

孩子偏食的原因，根據研究是與提早斷奶有關。當孩子還是需要奶水的嬰兒時期，毫無理由的強行斷奶所造成的反效果。孩子將想吃奶水的不滿情緒，潛意識的移轉到認為不好吃的蔬菜上，並留下不良的印象，直到長大後仍舊殘留有某些食物不好吃的偏食想法。

所以，不要強行提早斷奶是避免偏食的原因，另一個重要的因素，即是孩子在幼年時吃東西味道的濃淡。

孩子在小的時候不要讓他吃味道太濃，或過冷或過熱的食物，儘量以淡味道的東西讓孩子養成飲食習慣。不僅身體較健康，不容易有偏食的毛病。

不將父母對食物的好惡傳給孩子的方法

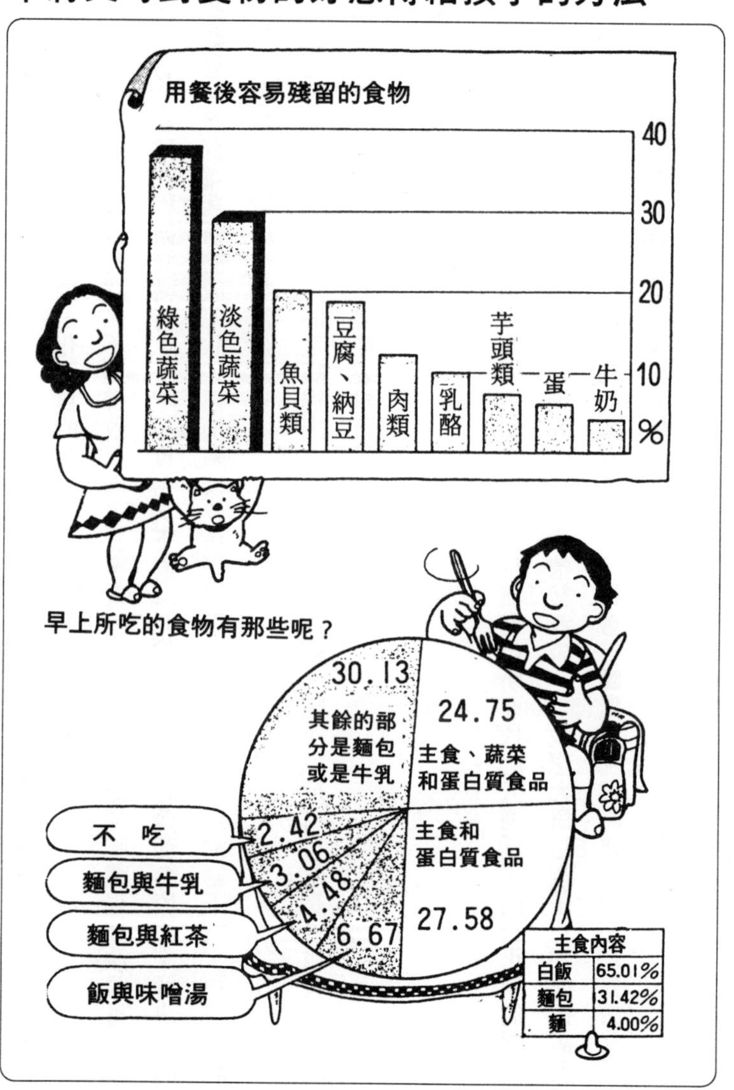

在此，將更具體的紅蘿蔔治療法介紹給各位，並且可以讓嫌惡紅蘿蔔的孩子吃下紅蘿蔔，更可以利用這種方法治療消化不艮的孩子。

有的孩子由於嚴重的消化不艮導致下痢，甚至有脫水的現象，即使吃藥也無法改善這種情況。有時當情況稍微好轉時，一吃下食物又下痢。此就可以藉由紅蘿蔔食療法來解決所面臨的難題。將紅蘿蔔研磨成泥狀，再加熱後給孩子吃下，如此不僅可以治癒下痢，更可以讓孩子吃下紅蘿蔔，增加一些營養素。

總而言之，把孩子偏食的毛病提出來作問題的母親們，應該先反省自己是否也有偏食的習慣，並且要從自己做起，才能要求孩子避免偏食。

聲音的遺傳

電話有時是令人相當困惑的。例如本來以為是與自己所要找的人通話，而且正說的興高采烈時，卻突然遭對方打斷說：「請等一下，我請父親來。」我想大概是孩子不知如何處理對方的電話，只有連聲說「是」的點頭回答，並找機會打斷對話。這時才知原來是對方父子相像的聲音讓打電話者弄錯了人。這是父子的聲音實在太像了。

有一位朋友，每一次要打電話回家就感到困惑。因為他有二個女兒，而二個女兒的聲音和他的妻子聲音很相像。因此打電話回家時，本來認為是與妻子談話，沒想到有時候卻是次女或長女。更糟的是，二個孩子裝成母親來嘲弄父親，所以每次想打電話回家就疑神疑鬼的想儘各種方法。有時為了要找妻子來聽電話，甚至改變聲音裝成某保險公司的業務員，或者電話一通就問對方是誰，為此他感到很麻煩與辛苦。

事實上，除了臉形、體形之外，聲音也是會遺傳而相似的，在電話中由於看不見臉形、因此更無法從其中去分辨父母與子女間相似的聲音。而且由於音質、音色與音量並非是透過肉眼就可以看見的實體，因此有關這方面的遺傳研究與其它比較起來，進展速度就更緩慢，至少至目前為止無法做相當明確的數據遺傳報告。

聲音的高低、音量的大小、音質的好壞都是構成聲音的原因。而這不僅是喉嚨的問題，甚至連肺、鼻子的大小、嘴開的大小、舌頭的長短，臉形的骨骼等等都有關，種種的因素決定了人的聲音。所以孩子若繼承了父母所有的遺傳子，就必定會變成類似父母的聲音。

據聞，日本的電視台在播放外國片時，都有所謂的配音員會將外國語言配成日語。且為了避免損害演員的形象，都會選擇與演員的臉形骨骼較為相似的配音員，如此一來聲音可說是與演員較相類似了。

談到演員，特別是演舞台劇的演員，必定要接受發聲的訓練，由於要讓各角落的觀衆都能聽到聲音，所以都會認真的徹底將發聲練好。所以音量的大小，可經由後天的鍛鍊而變大變宏亮，這是無庸置疑的。

而且很有趣的是，兄弟多的家庭，每個孩子的音量會特別大。想想，如果是細聲細氣的聲音，在面對生存競爭的刺激下，自然無法表達自己的意見，只有將聲音提高聲量放大，別人才聽得見，如此每日不斷的訓練下，說話的聲音自然就大了。

音質受雙親的遺傳無法改變，但音量卻可經由後天環境的訓練而改變，說話聲音細弱的孩子，父母應該經常調教他從腹部底下（丹田）來發聲，更何況細聲的說話，可能會令對方因聽不清楚而產生不愉快的想法呢？

青春痘體質的共通遺傳特質

青春痘是青春和年輕的象徵，但殘酷的它卻在愛美意識最強的國中和高中生時期，像噴火似的不斷長出來。「青春痘嘛！不用去在意，反正遲早會好」雖然這麼說，但看著那些拼命照著鏡子與青春痘苦戰的孩子們，也真是心有不忍。

長久以來，青春痘被認為是由下列四大原因所引起。飲食性因子、胃腸障礙、月經不順以及精神方面的因子，然而到了一九八三年，美國的皮膚科學會在經過臨床實例的統計之後，發表了青春痘受遺傳的因素影響很大的報告。雙親都有嚴重青春痘的情況下所生的孩子，比雙親都沒有青春痘的情況下所生的孩子，有二十倍以上的機率會出現青春痘。親子之間最有趣的是，不希望孩子遺傳到的，偏就遺傳給孩子，青春痘就是最好的例證。讓孩子為著同樣滿臉的青春痘而煩惱，雙親也會因此而感到無奈吧！

引起青春痘的原因目前尚不清楚，但可知的是並非先前的四個原因，而是另四個新原因。青春期的皮脂分泌增加、男性賀爾蒙、遺傳以及寄生在毛孔裡的青春痘桿菌。由於青春期的男性賀爾蒙分泌活躍，造成毛孔上的皮脂腺活動活潑，油脂的分泌增加加速分解青春痘菌，這種分解後的化學物質會殘留在皮膚上，引起皮膚炎便是青春痘。

其實青春痘在過二十五歲時，就會自然的消失。問題是長過青春痘的地方，容易留下橘皮般的表面，因此，要注意千萬不可用指甲抓它或擠壓它，並且要用熱水常洗臉，至少早晚各一次，儘量保持皮膚的清潔，避免常用有細菌的指甲去接觸青春痘，如此一來就不會引起細菌的侵入並造成惡化。另外食物的飲用雖沒有限制，但總要以腸胃能夠調節吸收而不過分油膩為準，而且避免過分的熬夜操勞。

長青春痘是多數人必經的人生過程，所以雙親應該教導子女面對現實接受它，並且用正確的方法去處理它。可免去留下痕跡的煩惱。

勉強矯正孩子左撇子的習慣會影響孩子的腦部發展

現今社會上，對左撇子的人而言有許多的不便。

例如，電話的聽筒均在左側，打電話時用左手持話筒，用右手撥鍵盤，若是左撇子必然會想用左手去撥鍵盤，用右手拿話筒，便自然的感覺到怪怪地而且不方便。

另外像在照相機右方的快門鍵，急著拿起茶壺時發現在茶壺右方的把手，以及冰箱門等等，都造成左撇子很大的不方便。使用右手的人較多，是一種不爭的事實，那麼右撇子與左撇子的比率究竟多少呢？

大約是全體的三分之一，有些學者曾說出如上的數字供為參考。以一班有四十人的孩子來說，平均其中有十三至十四人是左撇子，但是，照實際狀況看來似乎又沒有那麼多的左撇子。而那些學者卻認為，由於左撇子的孩子在幼年時期曾受父母強迫性的無理矯正與干涉，所以由左撇子變成右撇子。否則應該有三分之一的人是左撇子。

事實上所有的父母都會儘量的避免孩子變成左撇子。正如前所述，現今的社會是以右撇子為中心的社會，所以父母親們都會對左撇子的孩子作強迫性的矯正，這也是無可厚非的。

而且並非是我們如此，外國人對左撇子的處理態度也是相同的。法國人稱左撇子為「笨手」，也有「不管用」的意味存在。而使用左手的人，常被認定是容易衝動、有頑固傾向、不好交往的個性。並指摘他們有口吃與夜間尿床的疾病。也由於如上的種種偏見，所以父母對孩子們會作強迫性的矯正。

然而也就是這種無理的要求，使孩子產生口吃與夜尿症。當孩子在使用方便的左手時，常會受到母親的告誡；然而所使用的右手不僅使飯吃得不順利，連字也寫的不好看。當使用方便的左手吃飯時，便引起母親生氣與告誡，不得已只好使用右手。殊不知這種作法會帶給孩子嚴重的精神負擔，而口吃與夜尿症都是這種精神負擔所引起的副作用。

以大腦生理學的立場來說，對左撇子的矯正並非是理想的舉動。事實上大家都知道控制右半身的是左腦，而左腦是語言中樞與思考中樞集中的地方。另外在此要特別強調的一點便是，使用右手的人並非思考能力就較左撇子來的高，將左撇子勉強變成右撇子會引起腦部的障礙，並進而造成語言中樞的受損，此即造成口吃的原因。

因此，父母親不要無理的強迫孩子做矯正。依據資料顯示，孩子是左撇子的情況下，其父母雙方大多左撇子或其中有一人是左撇子。雙親都是右撇子所生出來的孩子，根據調查僅有百分之四的可能性會是左撇子。所以由此看出，使用左手或右手受遺傳的影響很強。

如果父母對左撇子有適當的了解，孩子是左撇子雖有多多少少的不方便，但只要能自信的生活就能克服困難與不便。並且要確信對孩子的左撇子作無理的強迫矯正是不必要的，只要讓孩子自然去使用發展，左右手其實都無所謂。例證如左：

世界上有許多的一流運動選手，都是使用左手的左撇子，例如，世界全壘打王——王貞治便是最好的例證了。另外歷史上的人物中有達文西、愛因斯坦、富蘭克林、美國總統福特、畢卡索、卓別林等都是左撇子。

長壽的家族給孩子吃什麼食物呢？

西元一九二一年前人類的平均壽命，男性約四十二、女性約四十三歲。然而一直到今天，男女壽命的年齡成長了將近一倍，這中間的進展確實令人覺得驚異。

在那種平均壽命只有四十二歲的年代裡，是否每個人在超過四十歲的不久就會陸陸續續的死亡呢？其實這種反應似乎稍嫌誇大，因為在當時壽命活到六、七十歲的人是大有人在，因此不必因數字而引起不必要的錯覺。但是，為何壽命平均數字那麼低呢？事實上是由於剛出生的嬰兒存活率不高而將平均數字拉低了。

在以前的年代，想要長壽是相當不容易的。進而言之即在科學醫學均不發達的年代，嬰幼兒想要存活下來，均必須靠本身有強烈的生命力與抵抗能力，而生命力強的自然能存活下來，壽命自然就較長。

最近的孩子自殺率有增加的趨勢，有人指摘這是孩子生命力薄弱的關係。自古以來，就存在有長壽的人，而人的壽命長短，在精子與卵子相結合的那一剎那開始，就已經形成生命的形態存在於母體中。這種學說強調了遺傳子的決定權，使人與生俱來長壽或是短命。

但是這種長壽的遺傳子，並不是那麼容易就能說明的清楚。例如，為了長壽而以和長壽的人相同的食物將營養送入體內強化內臟的作用，另外還需配合有關意識疲勞而容易恢復的遺傳子，及不容易分離精神的壓力有關心理方面的遺傳子等，各種不同的遺傳子經過交互作用後，才能決定長壽的。大概可以說長壽的遺傳子有無數，很難去分析出真正的組合究竟為何，但實際上確實是有長壽家族的存在。

根據調查，九十歲以上的長壽者雙親的死亡年齡，將近有半數亦即百分之四十六以上的比率，雙親的死亡年齡均為七十歲以上的長壽者。另外有百分之二十三的比率的長壽者，其單親至少存活七十歲以上。所以，由統計的結果看來共有百分之七十左右的長壽者，其父母親均為長壽者。

但是，這種家族性的長壽者卻不能確定孩子也會長壽。不管是否繼承了長壽的遺傳子，後天的環境因素如果不好，沒有辦法配合的話，便無法長生了。

由於飲食生活和意識的變化造成短命的原因。即以麥、雜糧、自然食品為中心的飲食生活已經被加工、速食等人工食品所代替，因此現代的人也由長壽漸趨向短命的現象。

因此，對想長壽的人作如下的忠告——營養不要攝取過量、減少人工速食品的食用、常吃親手作的料理，自然能長壽。而且儘管長壽是會遺傳的，但由於交通的日益便利，使現代的孩子都有運動不足的現象，再加上所攝取的速食品造成營養過剩，結果自然無法長壽。所以世界上的母親們都想要自己的孩子能長壽的話，最好能記住這篇報導。

第二章

有趣的體質、性格、才能

——父母與子女之間的「遺傳因子」

眼睛的形狀

眼睛的形狀有那些會像父母呢？

眼睛的形狀受父母親的影響很強，並且有很具體的例證可茲證明。

大眼睛與小眼睛遺傳屬於優性遺傳，對於因小眼睛而感到煩惱的人而言，這種遺傳還真是令人可喜的消息。因為小眼睛的人只要與大眼睛人結婚，則生出大眼睛的孩子的可能性很高。眼皮垂下似快睡覺的眼睛也是優性遺傳，東方人多是這種眼睛。另外，細長的眼也是優性遺傳。

一般而言，直而平的眼睛比上吊或下垂或斜的眼睛來得容易遺傳（優性遺傳），所以不必去擔心會有長得不好的眼睛。

至於目前年輕人所流行的熱門長相是越來越新奇，例如，不久前流行「三白眼」，所謂三白眼即是一般人的眼白與眼黑分部的位置適中而分佈均勻，而三白眼黑色的部份卻較偏上或偏下，並露出較多的眼白部分。

的確，「三白眼」似乎在對人們訴說的什麽令人難以抗拒她的吸引力。這種眼睛據說會

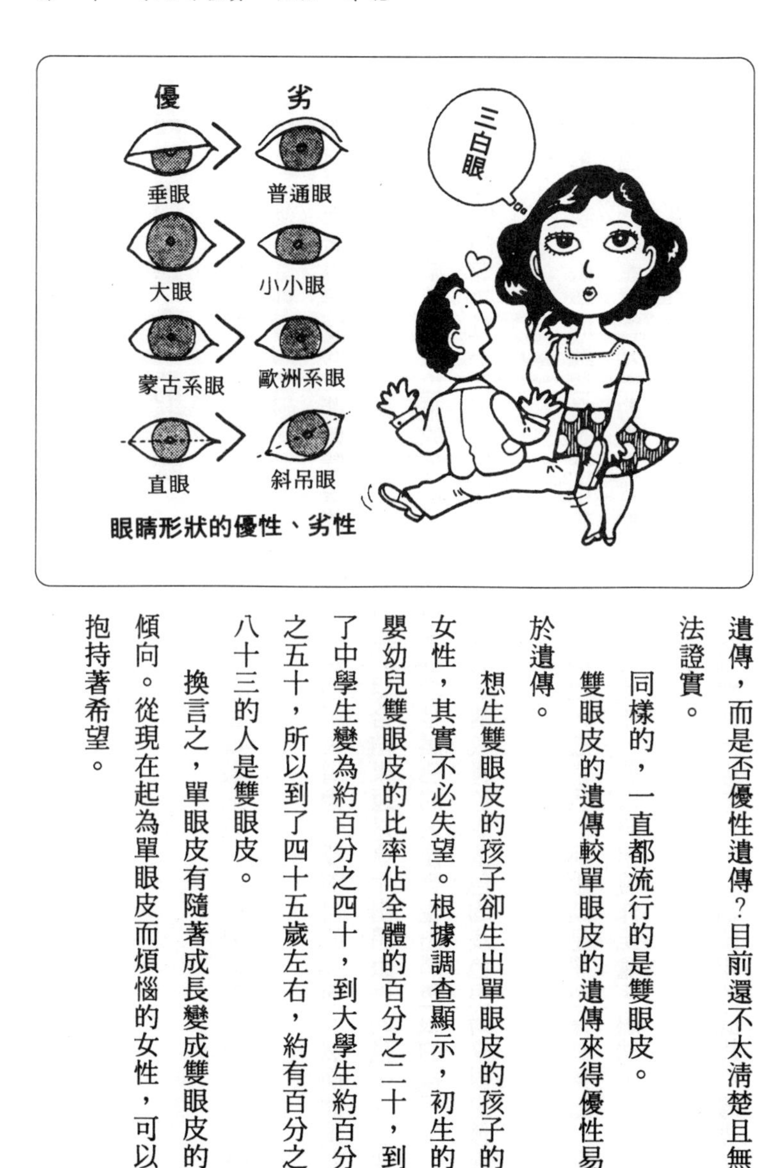

眼睛形狀的優性、劣性

遺傳，而是否優性遺傳？目前還不太淸楚且無法證實。

同樣的，一直都流行的是雙眼皮。

雙眼皮的遺傳較單眼皮的遺傳來得優性易於遺傳。

想生雙眼皮的孩子卻生出單眼皮的孩子的女性，其實不必失望。根據調查顯示，初生的嬰幼兒雙眼皮的比率佔全體的百分之二十，到了中學生變為約百分之四十，到大學生約百分之五十，所以到了四十五歲左右，約有百分之八十三的人是雙眼皮。

換言之，單眼皮有隨著成長變成雙眼皮的傾向。從現在起為單眼皮而煩惱的女性，可以抱持著希望。

眼睛的顏色

成為「黑眼美人」的秘訣

黃種人的眼睛是黑或褐色的，白人的是藍色、茶色或藍加茶色。而黑色眼睛的人常常會憧憬擁有一雙晶瑩剔透的藍眼。

所以懷抱著對美好的青藍色雙眼的憧憬，而選擇了有這麼一雙美目的伴侶。然而如果雙目是黑色的人，就會感到遺憾了，因為黑與青藍的組合結果還是會生出黑眼珠的孩子。一般而言，黑色等的濃色較淡色來的優性，所以如果眼睛是黑色的人便會生出黑色眼的孩子。

對於美的問題暫且不談，以機能而言，黑色的眼睛較青色或茶色的淡色眼睛來得更優異。

簡單的說，眼睛的顏色是眼球中的彩虹體的顏色，通常我們稱眼睛是黑色僅是指這一部分的顏色，彩虹體隨著光線的明亮有調節光進入的機能，若以照相機作比喻，眼球中的彩虹體便有如照相機上的光圈一般。

人類的眼睛與照相機是同樣的，都必須避免強烈的光線進入，否則照相的底片會曝光，

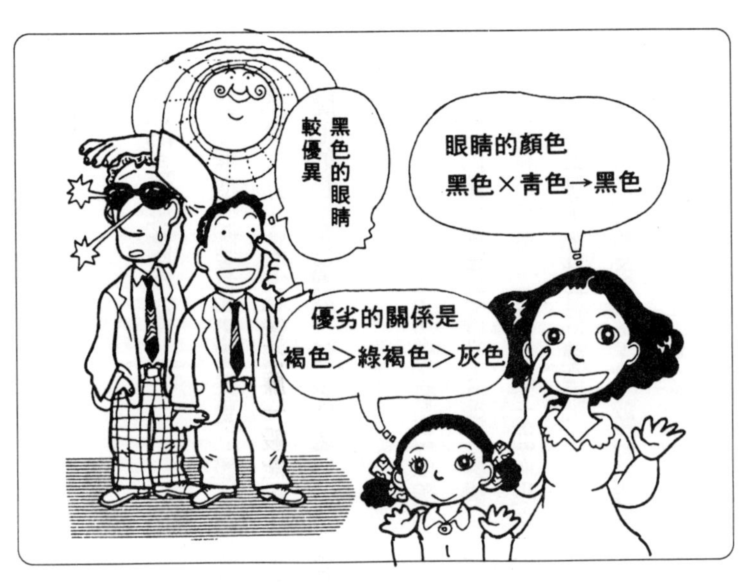

而人的眼睛看不見東西，這意味著濾光性較強的黑眼睛，比藍色或茶色的淡色眼更優異。

白人之所以常使用太陽眼鏡是由於眼睛怕強烈的陽光，而這也是事實。本來嘛！黑眼睛的人具有天生優勢是不需要太陽眼鏡的，黑眼睛的人該為這點而感到驕傲。

黑色的眼睛，依據形狀的大小給人不同的印象。

「大黑眼睛的美人」就如同所說的，眼睛大且黑的人自然有其好處。相反的若眼白的部分太多，「露白眼」的樣子，給人不好的感覺與不可愛的印象。

這種又黑又大的眼睛是否會遺傳並不清楚，但是「像父母」這點是沒有錯的。

眼睫毛

睫毛的長度會遺傳

睫毛能使眼睛看起來更美更立體，可說是眼睛不可或缺的重要配角。不僅如此，睫毛就像窗簾一般能夠防止異物進入眼睛，對人類而言是相當有用處的。

睫毛的長度是屬於一種優性遺傳，也就是說只要自己或配偶的睫毛長，孩子的睫毛必是長的。

長長的睫毛，幾乎可以說是每位美少女、美少年的基本形象。從實用方面來說，越長的睫毛異物的阻擋效果越強，發揮「窗簾」的遮蔽保護效力越高。

像這樣的遺傳，是將好的一面顯現在人體上，並對人類帶來良好的益處。其實在人體中該不僅僅是睫毛如此好的遺傳吧！

這種難能可貴的睫毛，其成長的程度是體毛中速度最慢的一種。生長的速度約是頭髮的一半，一日平均〇·一八毫米。而且睫毛的壽命也很短，大約一〇〇～一五〇日就會自動脫落。

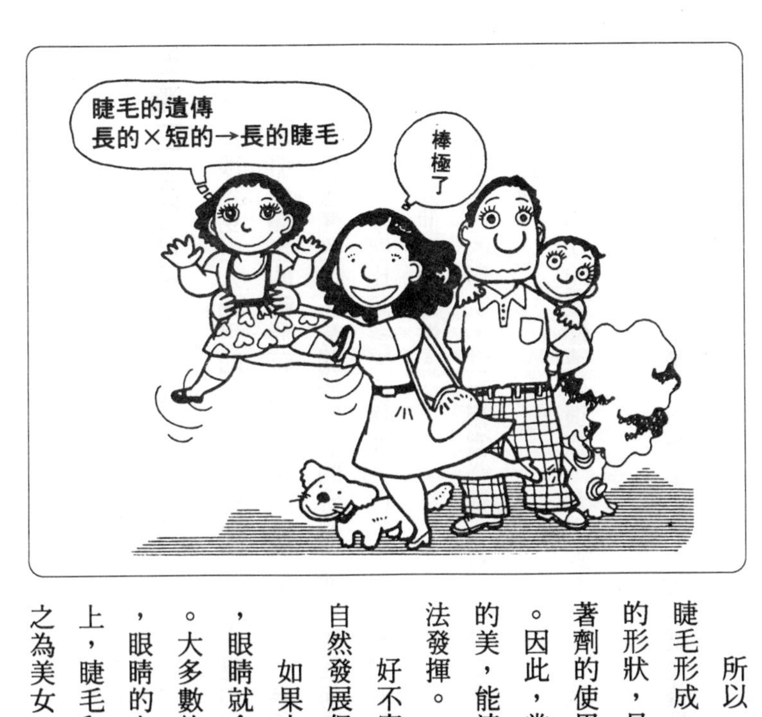

所以，常使用捲睫毛的器具，無異上是對睫毛形成一種負擔。而利用睫毛膏來固定睫毛的形狀，是應該極力避免的。另外，假睫毛接著劑的使用，使毛根都受到傷害的可能性很強。因此，當睫毛受傷害時，先不提睫毛所展現的美，能連最重要的保護眼睛的機能也完全無法發揮。

好不容易因遺傳而長的長睫毛，應該讓它自然發展保持原來的形狀較好。

如果人類沒有睫毛，只要稍微起風的天氣，眼睛就會因為風沙太大而無法睜開眼睛走路。大多數的人，認為美女的標準應該是雙眼皮，眼睛的上下寬一公分以上，左右寬三公分以上，睫毛和眉毛之間需距離一公分，才夠格稱之為美女。

嘴形

延續三百年的下巴形狀

嘴是很容易引人矚目的，有時更是決定一個人魅力與否的關鍵。決定引人矚目的嘴形有二個要素，一為唇形；一為下巴的形狀。

而令人遺憾的是，有關於唇形的研究目前尚無任何進展。只是一般而言，小唇比大唇來得容易遺傳。厚唇比薄唇來得優性，但是，對於其他的唇形並無更具體的研究，僅知「ㄟ字形」的唇較其他唇形優性。

有關於下巴的形狀，就有相當詳細的資料可供參考，基本上較特殊的下巴比普通形的下巴更容易遺傳。

這種下巴形狀的優性遺傳很強，有很多為下巴形狀而煩惱的人的確值得同情，但是孩子受到遺傳的可能性可說很強。

遺傳學上，有名的記載「哈布士堡的下巴」就是優性遺傳的一個最好例子。

法國革命時代，瑪莉女王是奧地利哈布士家族的王室出身。這個家族下巴奇怪的形狀便

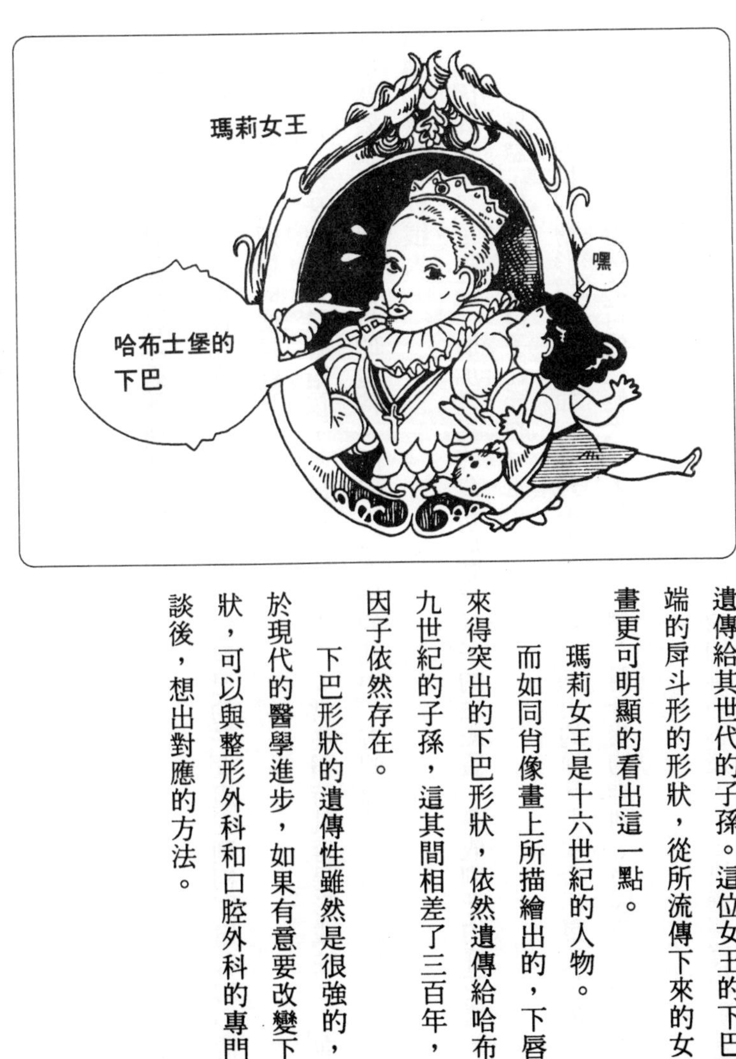

遺傳給其世代的子孫。這位女王的下巴就是極端的戽斗形的形狀，從所流傳下來的女王肖像畫更可明顯的看出這一點。

瑪莉女王是十六世紀的人物。

而如同肖像畫上所描繪出的，下唇比上唇來得突出的下巴形狀，依然遺傳給哈布士家十九世紀的子孫，這其間相差了三百年，而遺傳因子依然存在。

下巴形狀的遺傳性雖然是很強的，但是由於現代的醫學進步，如果有意要改變下巴的形狀，可以與整形外科和口腔外科的專門醫生商談後，想出對應的方法。

齒

孩子蛀牙的體質會受父母的遺傳

曾經受牙齒的折磨而煩惱的父母親，會有不讓自己的子女遭受到相同痛苦的心情。其中最令人煩惱的便是蛀牙。

其實，蛀牙並不會遺傳給孩子。當牙齒的琺瑯質非常脆弱時就容易形成蛀牙，而容易蛀牙的齒質便是來自於父母的遺傳。所以，當夫婦的其中一方的齒質容易蛀牙時，則孩子遭受遺傳的機會也就很大。

因此減少孩子吃糖、增加含鈣的食物以強化孩子的琺瑯質，養成刷牙的好習慣，時時注意而不懈怠，便能減少孩子蛀牙的可能。

牙齒的排列情形很多，例如：排列不正的牙齒、凸出的暴牙與咬合不良的牙齒，顯著而小的牙齒受優性遺傳的可能性較大。尤其是女性們，對牙齒的排列，更因美醜的關係而特別在意。

很多人在乳齒蛀牙時就拔掉，最容易導致牙齒的排列不良，所以慎選優良的專業醫師是

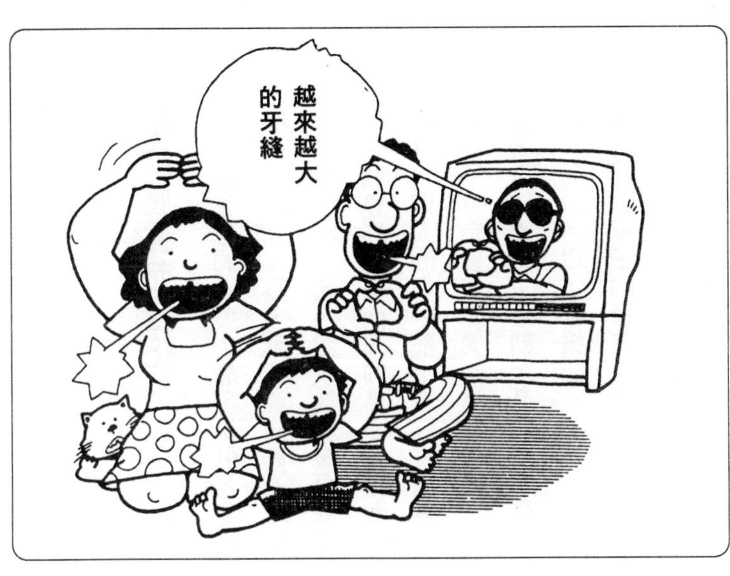

必要的。

下巴大小和牙齒的大小因不平衡而產生排列不良。據說現代人的下巴和牙齒均逐步的在退化中，由於下巴和牙齒均由各種不同的遺傳子所組成，所以兩者退化的情形未必一致。當下巴的退化較牙齒的退化來得慢，便會有牙縫的產生，亦即牙齒和牙齒之間會有空隙。

相反的，當牙齒的退化較下巴退化來得慢時，牙齒便會有暴牙、咬合不正或多餘的智齒長在後面。而像這種牙形不整的現象父母子女同樣的情形很多。

總而言之，由於牙科技術的進步，使得排列不整的牙齒都能得到矯正，但一般而言，除非是嚴重的影響到美觀，否則保持原有的齒形也是無妨的。

鼻

鼻形會依體質而變化

鼻子位在臉形的中央，最容易引人矚目，而且是成為美男、美女的第一條件。

一般而言，大、高、鼻孔寬的鼻子比小、低、鼻孔窄的鼻子來得容易遺傳。如果將這些優性遺傳都集中在一起，便成為立體而挺直的鼻子，但卻未必是美的鼻子。

最理想的鼻形是小而高的鼻子，狹而窄的鼻孔。然而想要擁有如此的鼻形，雙親所需具備的條件是二個人的鼻子都小，一方的鼻子高，雙方的鼻孔都窄。依理而言如果順利的話，所生出的孩子會有優異而美的鼻子。

不受人歡迎的鼻子是朝天鼻與湯圓鼻，所幸的是前述二種鼻形對正常、修長的鼻形來說是劣性的。所以可以不必擔心。

有趣的是，鼻子的遺傳子到人長大成熟後也不會終止。即孩子時的鼻形是低的，到了大人時鼻子卻長的挺立而漂亮的情形很多，因此，不必對孩子的鼻子過於在意與悲觀，應該要以充滿希望的心情去面對。

優性
劣性
高鼻子比低鼻子容易遺傳
遺傳真是神奇

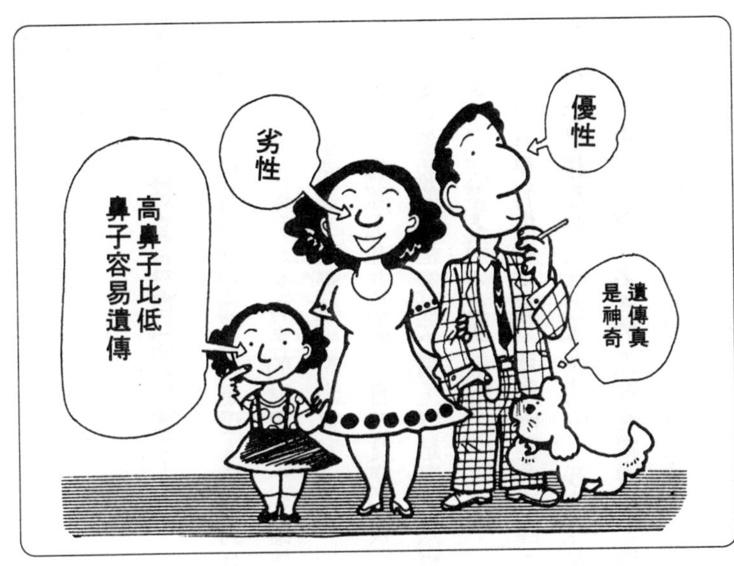

如果鼻形不好看太低時，也不要太失望，健康是比美觀來的重要。

中國人的鼻子是介於白人與黑人之間的鼻形。白人的鼻形較細長，黑人的鼻較廣大。

事實上，鼻形是依各民族的不同而不同，不同的鼻形為了適應不同自然環境所產生的。生長在寒冷地帶的白人，為了吸入較暖的空氣，所以鼻形細長，而相反的住在熱帶地方的黑人為了散熱，均是大而寬的鼻形。

總而言之，外觀並非是最重要的，只有性能最好的才是最不能忽視的。

耳

福壽耳、貧窮耳有何影響？

大而厚的耳朵稱福壽耳，是受人歡迎的耳形。小而薄的則稱貧窮耳，是一種惹人嫌惡的耳形。大政治家和許多有名的財界人士的確都是福壽耳，所以總給人一種只要是擁有大耳的人必能平步青雲、福祿兼得的印象。

然而，實際上並非如此，有些貧窮的人卻長了一對福壽耳，而富貴的人卻擁有一對貧窮耳。足見傳說的可信度並不高，只是單以人相學的觀點來說，有意識的解釋耳形所帶來的命運理論，只可參考而不可儘信。

以遺傳學的角度來看，耳形確實會遺傳。大的耳形較小的耳形來的容易（優性）遺傳。亦即只要雙親都有大耳形或僅其中一方擁有大耳形，就能生出大耳朵的孩子。如果照這種比率推算下來，應該大多數的人都是福壽耳。換言之，大多數的人都該是福祿都有的富貴人才對，可是事實上從這點就可以看的很清楚。

有關耳朵方面的遺傳有「先天性的耳瘻孔」「多毛耳殼」。

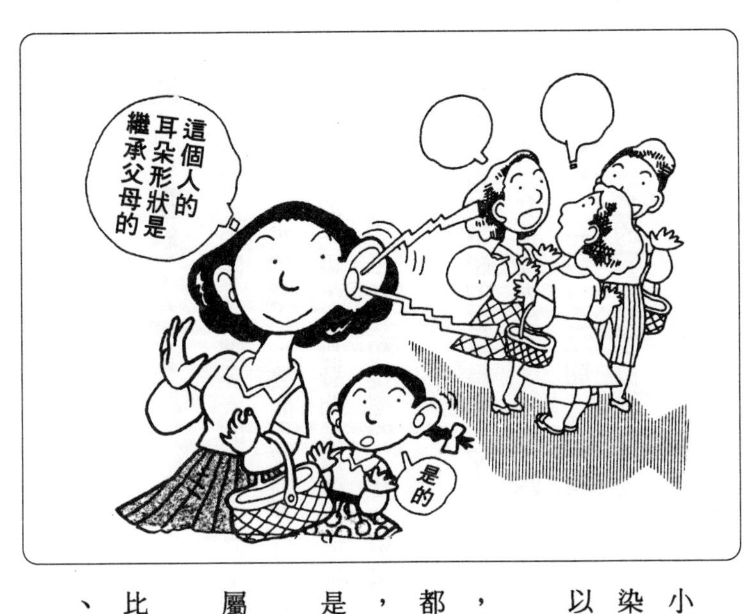

所謂先天性耳瘻是耳廓前方形成先天性的小洞，洞的深度不一，有的達數公分。一旦感染細菌將會形成膿瘍，而出現強烈的疼痛，所以經常保持耳瘻孔周圍的清潔是很重要的。

多毛耳殼，即是耳朵內會長出粗而長的毛，是男性特有的遺傳。以色列人和巴基斯坦人都以能長出此毛而得意，因為對這些民族而言，這種耳毛可是「長壽」的一種象徵。這耳毛是無害的，不會對耳朵造成損傷。

有關上述的二種耳朵的遺傳形態，大約是屬於優性遺傳。

有過這樣的調查，將電視的聲音逐漸關小比較那種人的聽力最好，結果依次如下，美國、英國、德國、蘇聯、最後是日本。

腳

短腿、O型腿、蘿蔔腿

一提到腳，中國人和歐美人的腳相形之下，難免會有遜色的心理。然而由於東方人的體質本就較西方人來的矮小，故能了解到身材越高所佔的比率就越大。

身材高大的結果，毫無疑問是遺傳所形成的。當雙親的身材都不高大時，很遺憾的便無法奢望能有高大的子女，和長腳的子女。相反的，身材高大腳長的雙親，其子女的雙腿均修長而曲線玲瓏。

現在，由於科學的日益昌明，使人類在飲食生活方面都作了很大的改善，可以發現有些孩子都長的比父母高大許多，所以不妨對此抱存著希望。

至於腳形，一般以O型腳、X形腳或蘿蔔腿有遺傳的傾向。最近由於受到整個大環境改善的影響，變形的腳形已不似從前那麼多了。

所謂O型腿與X型腿是當併攏雙腳站立時，兩腳的狀態成O型或X型的變形腳型。當胎兒在狹窄的子宮內所留下來的O型腿，於生下後一年半仍持續而未改善，等到能走路時，體

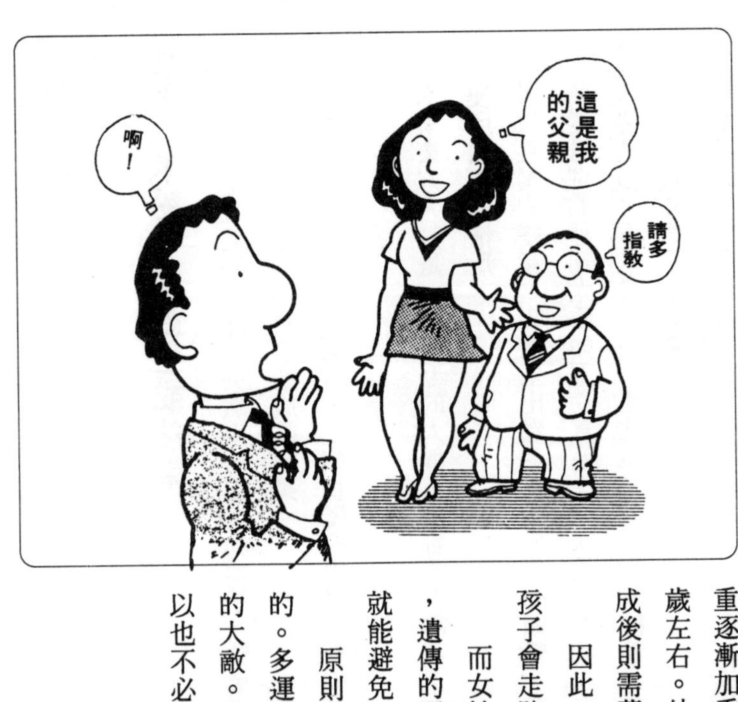

重逐漸加重導致骨骼異常成長，一直持續到六歲左右。幼年期症狀較輕矯正可能性較大，長成後則需藉助手術。

因此，是否是O型腳或X型腳，則要等到孩子會走路時才知道。

而女性較關心的問題是蘿蔔腿，這種腿型，遺傳的要素較少，只要腳的血液循環良好，就能避免。

原則上腳太粗的原因是體內的脂肪所引起的。多運動就能防止蘿蔔腿。「怠惰」是粗腿的大敵。當然也有人稱這種腿型為健康美，所以也不必太過在乎與擔心。

髮毛

卷毛、米粉毛的產生或然率

二人均是直毛的夫婦，突然生出卷毛的孩子，結果夫婦的關係惡化，像這種事件時有所聞。丈夫懷疑妻子的不貞才造成的結果。

其實、以遺傳的立場而言，二個直髮的夫婦，會生出米粉毛頭的孩子，實在無須覺得奇怪。

本來東方人就是一種直毛的人種，但實際上卻不乏有卷毛的人，這是由於遺傳因子的異常突變所引起的情形。

所以直髮的雙親，突然生出卷毛或米粉似的頭髮，千萬不要覺得不可思議。

頭髮分別的種類大致如下：直毛、波狀毛、卷毛、米粉毛。而原則上越有個性的毛髮的優性遺傳越強，所以說髮毛的優性順序分別為米粉毛、卷毛、波狀毛，再來才是直毛。而髮毛會卷曲到何種程度也以遺傳為限。

頭髮的顏色，東方人大部分是百分之百的黑髮，白人的髮色則是除黑髮外再加上四色，

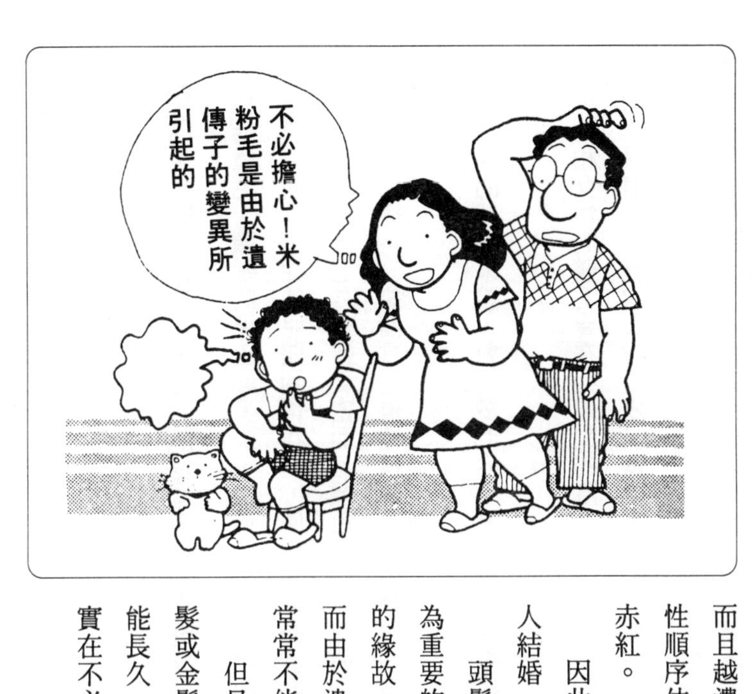

而且越濃的的髮色越易遺傳。所以，遺傳的優性順序依次為黑、褐色、栗色、茶色、金黃、赤紅。

因此，縱然黑頭髮的東方人和金頭髮的白人結婚，所生下的孩子還是百分之百的黑髮。

頭髮的顏色，在現代已經跟隨著時裝而成為重要的流行要素。有些年輕人常會因為流行的緣故，而對自己的髮色感到厭惡的情況，然而由於遺傳要素強的緣故，使人對髮色的要求常常不能如願以償。

但是，現代的人在使用染髮劑之後，對黑髮或金髮等髮色的要求就容易多了。雖然並不能長久，但終究能自由自在的達成夢想。所以實在不必因為髮色的遺傳而深感煩惱。

體毛

深色體毛的父母，所生的孩子為何呢？

包括體毛、頭髮的深色與多少，父母的繼承遺傳要素很強。

以體毛而言，從幼兒期到青春期，僅有部分的直毛會變粗變硬，但是本來會變粗變硬的軟毛，卻除了粗硬之外變得更密而且顏色加深，即稱「多毛症」。

這種多毛症，一般而言是優性遺傳，如果雙親均是多毛症，則孩子是多毛症的可能性很大。

以女性的情況來說，對於多毛症，會利用脫毛霜拔毛或電氣分解法去破壞毛的毛乳頭生長來治療。

男性和女性的體毛會在共通點的陰毛、腋窩毛、胸毛與手腳上的毛變粗，東方人的胸毛個人的差異很大，有的人胸毛變粗變硬，有的人則完全沒有毛。但多數的男性會認為是男子氣概的象徵。

唯一令人困惑的是，促進體毛發育的男性賀爾蒙，會因為分泌過度而抑制了頭髮的發育

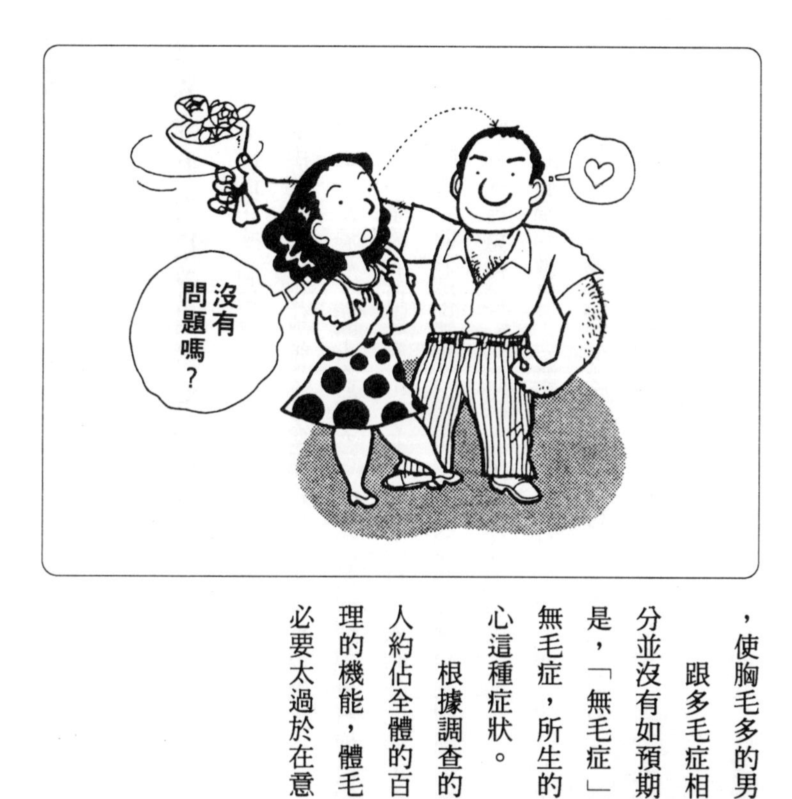

，使胸毛多的男性變成禿頭。

跟多毛症相反的便是無毛症，該變粗的部分並沒有如預期般變粗的情況。但令人安慰的是，「無毛症」是一種劣性遺傳，除非雙親都無毛症，所生的孩子才會無毛，所以不必去擔心這種症狀。

根據調查的報告，無毛症或體毛較稀少的人約佔全體的百分之二。然而只要不影響到生理的機能，體毛的多寡或顏色的深淺，其實不必要太過於在意。

頭頂毛渦

頭旋渦和智能之間的特殊關係

頭旋渦的正式名稱為「頭頂毛渦」，這種頭渦是不會遺傳給孩子的。因此縱然有奇怪形狀的頭旋渦的父母，也無須擔心會帶給孩子不良的影響。

常言道「左旋渦」的人會說人壞話。但是根據調查右旋渦的人佔全體的百分之六十三，左旋渦的人佔全體的百之三十，亦即三人中有一人的高比率，顯示流傳的話不可靠。

而有關智能與毛髮旋渦的關係，兩種形態的旋渦在智慧上均沒有什麼特別的差異。因此「左旋渦的人智慧魯鈍」的說法，單單是迷信而已。

對於頭旋渦的數目，一般而言平常形是一個，而二個以上的情況就稱為「特殊型」。二個旋渦頭的人佔全體的百分之七，三個以上佔百之二點五。

曾經有過七個旋渦的報告，然而這種特殊的旋渦，對於人的身心方面並不會造成任何影響。

對於左旋渦的不良評語多為「頭旋彎曲」，就如同「肚臍彎曲」的意味一樣，但實際上

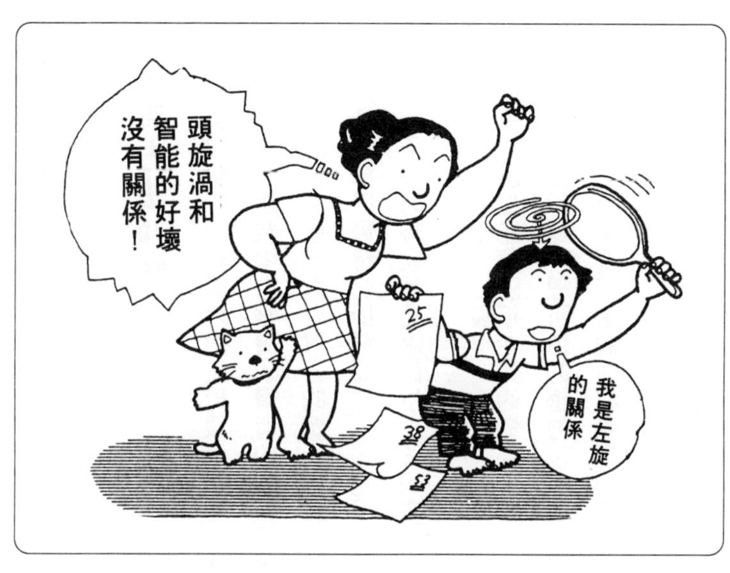

呢？並非僅左旋的頭旋彎曲。

正如前面所述，右旋的人佔全體的百分之六十三，而旋渦在中央的是百分之三十八，另外「右旋轉中央」的旋渦，即描述所謂正常的旋渦約佔全體的百分之二十四左右，可說少數的。所以，大多數人應該都是「頭旋彎曲」的頭頂毛渦。

事實上，頭旋渦的方向、數目、位置與遺傳沒有任何的關係，就連才能、智能都不會受到它的影響。因此，如果有因頭旋渦的變形而煩惱的人，就該利用這次機會，放棄無意義的自卑感。

背、肩膀

駝背有方法預防

垂肩和駝背的姿勢會由父母親遺傳給子女，而且麻煩的是，這種不良的姿勢形狀屬於優性遺傳，只要雙親中有垂肩或彎背的，孩子遭受遺傳的可能性很強。

最壞的情況是，只要單方的肩為垂肩，另一方為彎背的話，孩子就會變成垂肩彎背。只是，單以彎背的情況而言，雖是受遺傳的影響，但卻有治癒的希望。

從孩子小的時候就要求保持正確的姿勢，並且大量的供給骨骼發育所需的蛋白質，則不會駝背的可能很高。

這種方法也能預防年老時的彎腰。

但是，流行是一種可怕的趨勢，最近的年輕人縱然有少許的駝背。只要個子稍高，即使背有駝，則反而被認定是個性與瀟灑的象徵，並且執著的認定，有這種氣質的人才是英俊的類型。

垂肩的情況，則不像彎背一樣有治癒的可能。但是現代的西服由於已替代了以往的服裝

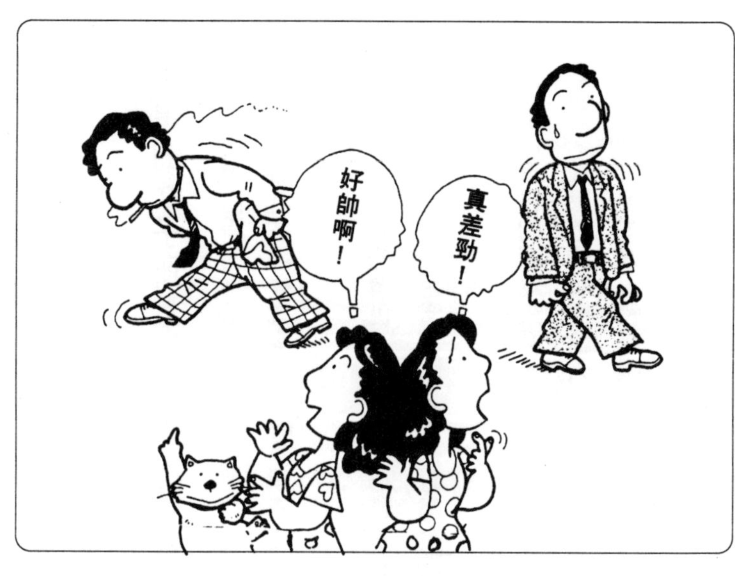

，所以即使是有垂肩的情形也不易被發現，因此，西服可說是相當適合垂肩的一種衣服。

一般市面女性的服裝，也多加入墊肩強調挺肩的姿勢，因此垂肩的人並不需太為這種遺傳而困擾。

駝背、垂肩是屬於優性遺傳，所以越來越多的人都有這種不良的姿勢。

但是，說不定這種遺傳會隨著時代的轉移而變化呢？

膚色

膚色黑的女子所具有的美人特性

以往肌膚白淨的女子才有被稱為美女的可能。亦即白色的肌膚是成為美女的條件。皮膚的顏色是否會遺傳，目前並不清楚。只知若雙親的膚色為黑色，就不可能生出白色膚色的孩子。

但是，東方人的膚色，基本上的形質是黃色的，由於黑色素、黃色素的微妙差異，或皮膚表面毛細血管、血色素等因素，複雜組合的結果可知，膚色較黑的雙親不一定會生出膚色黑的孩子。

只是以現在的觀點來看，說黑皮膚的人不會是美人的這種想法應該完全消失。因為對現代人而言，淺黑色的肌膚給人一種健康的形象，反而為大多數的人所喜歡。

另外，皮膚黑的人較有張力，與一般的皮膚比較，皮膚的彈力纖維較發達。而且不像皮膚白的人一般，常會有皺紋和黑斑的煩惱。

如果不以外觀而論，膚色黑的人膚質的細緻部分，是成為美人的有利條件。

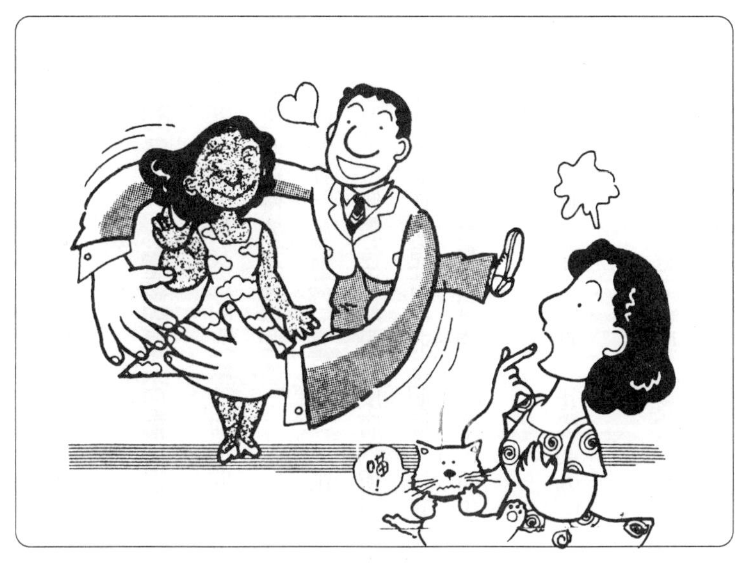

能好運的生出膚色白的子女的父母親，應該從孩子小的時候就小心的加以照顧，否則等到孩子長到妙齡階段，美麗的肌膚突然長出黑斑、雀斑時，白色的皮膚似乎反而成為一種不幸了。

最近一到夏天，就會看見皮膚曬得黑黑的女性，但是要注意的是，肌膚若長時間接受強烈陽光的直接照射，會使皮膚的負荷過重而曬傷。

黑斑、雀斑、痣

父母的黑斑、雀斑是否會遺傳給孩子？

黑斑、雀斑是女性的大敵，而形成黑斑與雀斑主要是由於黑色素的沈澱。黑斑並不會遺傳，雀斑的遺傳要素卻很強。

雀斑的專門名稱為「夏日斑」，由於接受強烈日光的直接照射時，皮膚內有容易產生雀斑的遺傳子，使黑色素沈澱在皮膚內所殘留而成的。

這種雀斑在幼兒時期並不明顯，一直到六歲左右會突然長得醒目。但是卻無法有效的治療，所以雙親若都有雀斑的情況下，所生下的孩子就要避免他們直接受陽光的強烈照射，這是防止法之一。

不過，也有人非常欣賞「雀斑美人」，我想雀斑並非帶給每個人不好的印象，大可不必耿耿於懷。

所謂「痣」，是皮膚最上層的黑色素所含的母斑細胞，所產生的一種皮膚變質。

在所有人類中，幾乎找不到一個全身無痣的人，或多或少大約有百分之七十的比率會遺

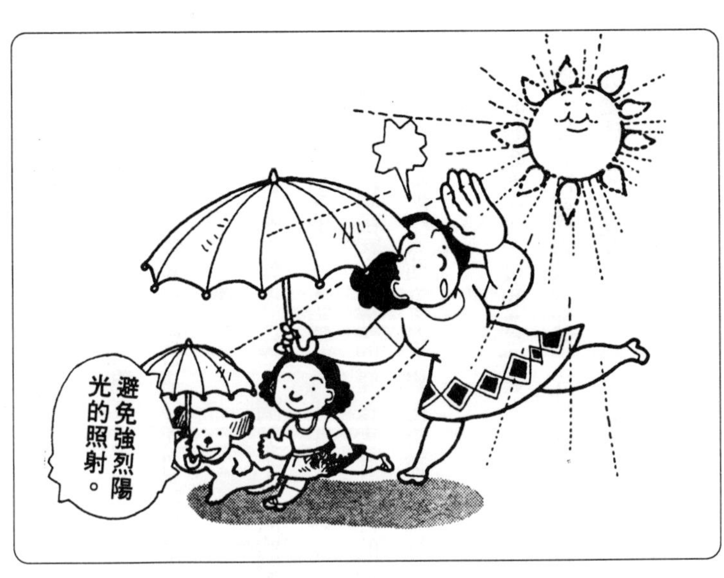

傳。

但是，是否會遺傳到相同的位置，其實每個人的痣的位置並不會遺傳，即使有父母子女在相同位置的也僅是偶然。痣的位置在中國的命相學裡也佔有作為判斷運勢的準則，而令人介意。

但由於不是遺傳而來的，作為性格判斷的準則其說服力尚且薄弱。

胎記和痣是由同樣的組織所形成的。俗稱黑色胎記，除黑色之外尚有茶、藍、紅色有色胎記，一般而言胎記並不會遺傳。

黑色胎記越大遺傳性越薄。如指頭般大以上的胎記是不會遺傳的。

「容易動怒的父親」的實例

從日常生活的細節中去觀察孩子，有時候會發現孩子的性格與自己的性格是很相似的。有些人會喜悅的高興自己有這樣與自己相像的親人，有些人則會感到厭惡，但無論如何，父母與子女的性格是很像的。

某週刊雜誌上報導一篇有關父子之間的個性描述。這對父子是日本有名的雙簧大師橫山先生與作演員的兒子木村一八先生的報導。

橫山是相當受人歡迎的雙簧大師，他的名聲不僅在日本關西很有名，就連關東的人也相當喜歡他，他的表演常令人覺得有趣而且捧腹大笑。橫山先生不僅是演技不錯，他的生活方式更獨特。

他的興趣和一般的普通藝人並不相同，並不喜歡喧嘩作樂，他喜歡搭乘遊艇或小型飛機出遊。曾向司機說過有關拍片時的傷害事件。並談及自己是打架的能手，令人不可思議的是，那麼矮小的身體中究竟隱藏著什麼樣的力量，使他看起來像典型的破滅型藝人？

這個父親的性格是否會遺傳給孩子？在此要作一個詳細的分析雖有困難，但透過報導上的了解以及印象，倒是可以作一個概括分析。

兒子一八，中學畢業後就到電視台作連續劇的主角，在一次拍外景中，旁邊圍觀的一個參觀者叫道：「大阪的人不要到東京來，快點滾回關西去！」

一會兒，等片拍完收工時，一八便抓著那個人大打了一架才罷休。

於是有了「一八果然是橫山的兒子」的風評報導，亦即兩人的個性都相當容易動怒。

稍後，一八先生本人在電視上出現談及此事，說了如下一段話：「說我本人的壞話我可以忍受，但大阪人被看扁的嘲笑，實在無法忍受。」

由於無法忍受而打架，於是問他父親在他要進入演藝界時是否交待過什麼話，他說父親曾要他不要引起傷害事件。

並提到父親由於傷害事件，而無法工作的來龍去脈。雖然曾受父親交待，但還是發生了打架事件。其實不僅是因為年輕而已，最主要的父親的性格也隱藏在他的根底。

性格，一半受遺傳影響，一半受後天環境影響。然而這種心理遺傳學，在遺傳學中是研究進展最緩慢的一種，由於毫無體系的緣故，學說的數目就和學者一樣多。

但是，性格中最深層的根本是感性和氣氛。以現代的用語來說即是性格的「明亮」「陰暗」，亦即容易生氣或常保持冷靜。性格的根本受遺傳的影響很強，至少這種學說是已經固定的一種。從這裡可看出，橫山和一八父子，最根本「容易急躁、容易動怒」的個性，是由於受到遺傳的強烈影響的緣故。

當然，一八先生的後天方面，也受到父親的影響，從下面的描述中可以判斷出來。

首先是一八先生名字的由來，由於橫山先生認為人生不是一就是八的勝負的人生訓，所以把他的孩子命名為一八。

真是容易了解的道理，從這裡可以了解這個人個性的明快和直接。

例如：對一八作如下教育。

「在學校打架，絕對不可輸。」

「成績要拿第一，若不行的話就拿最後一名。」

「學習不能半途而廢，否則就不要學。」

「要做流氓就做第一大流氓，父親會拿槍砲彈藥做你的後盾，做第一否則就不要做。」

像這樣的對話，對孩子而言是相當容易懂的，亦即前後的道理都不必去了解，只截取精華的部分記憶下來。雖然感覺上是一種相當好的教育理論，但無論是何種教育都有長處與短處，如果只一味強調都要往好的方面前進學習，就是一種稀罕的理論。

「要做就要取得勝利！」

這種精神被用在工作和打架上就相當不同了。一旦事業有成即被認為是虎父無犬子。若一不小心用在打架上就變成遵循著父親承認可以打架的方面而發展。以這樣的精神對付失敗的人是相當嚴苛的，從父親的性格到教育的理論，若只截取到不好的精神，是相當危險的。

一個人的性格，不僅受到父母性格的遺傳影響，更受到後天環境（父母的教育方針）的決定。所以一八先生說不定能比橫山先生，成為一個更獨特的藝人。

性格是明亮或是陰暗？

在此將性格的遺傳，多少再作詳細的說明。

性格在遺傳方面的專門術語是「心理遺傳學」，主要是研究人類的性格和氣質如何遺傳的一種專門學問。由於並非眼睛看得見或手摸得到的東西，所以沒有辦法立刻有一加一等於二的確實答案。縱然答案已經出來了，但要周遭所有的人都能接受也是很不容易，再加上如前所述的，學說學者的數目一般多無體系化，更使研究的進展遲緩不前。

只是，這個心理遺傳學中，有一個固定的學說能得到大多數人的認同，即性格中最深層的部分——根本氣氛，所謂明亮的、活潑的、動怒的或冷靜的方面，受到遺傳強烈的影響。

看看周遭的人，就可以發現例證。

特別活潑明亮的家庭，家人常聚集在一起笑聲不斷。生活中有爭論、有吵架、有大聲呼叫，甚至打架。但是第二天卻像沒發生過任何事般的大聲談笑，見面就打招呼令人不忍責怪。這種家庭是性格開朗的家庭，亦即雙親的性格都很開朗，孩子也繼承開朗個性的緣故。

另一方面，「那個家庭看起來很不開朗，很陰暗」也有這樣的家庭。

一家生活在一起時，思想、談天都安安靜靜的沒有朝氣，和這種人偶爾碰個面，也只是打個招呼、沒有社交性的話，孩子不加入遊戲中，懶的和人玩耍、沒有積極的性情。因此對這種人的記憶就好像幾乎不在一般，一點也不醒目。

「根本氣氛」的遺傳，也支配了一家庭的氣氛。曾經有過這樣的例證：

「無法忘記拓荒的精神，充滿慾望的活動著，腦筋動得快而靈活。雖然這種個性很積極，但卻是有長處也有短處，而身為經營者有時應該裝成糊塗的樣子。然而，敵人多的人其個性中拓荒攻擊的部分卻會出現在最前面，我也是如此。」

這是一個即將結婚的兒子對其父親所下的描述。

據說，結婚的那一天，正下著大雪。他的父親看著大雪心中感到非常遺憾，於是口中喃喃唸著：

「兒子的婚禮卻要在這樣的大雪中舉行，不如取消典禮吧！」由於以快樂的心情為自己的孩子籌辦盛大華麗的婚禮，卻被一場大雪潑了冷水，因此，心情的沮喪是可以想像的。

子女繼承父母性格因子的程度

父母與子女的氣質類似性

父母＼子女	開朗	冷靜	陰森	計
開朗×開朗	51	1	0	52
開朗×冷靜	89	45	0	134
開朗×陰森	0	21	0	21
冷靜×冷靜	91	110	73	274
冷靜×陰森	2	79	70	151
陰森×陰森	—	—	—	—

父母與子女的興奮性的類似性

父母＼子女	易動怒	神經質	平靜	計
易動怒×易動怒	2	0	0	2
易動怒×神經質	34	49	1	84
易動怒×平靜	5	31	5	41
神經質×神經質	47	115	76	238
神經質×平靜	1	140	103	244
平靜×平靜	0	0	18	18

然而，由於父親友人的一句話卻改變了父親的心情。

「在歐洲如果結婚時能降下雪是該感到高興的，因為白色的雪花猶如上天對這對佳偶的祝福。要開心的歡迎才對！」

對於這段傳說不知是真是假，但是這個兒子對父親友人的一句話卻感激萬分。大家都為這對佳偶能受到上天的祝福而感到高興，於是不快樂的氣氛不見了。大家爭先恐後的趕到教堂去。

這種激情的態度，便是性格中最深層的「根本氣氛」，這種根本氣氛不是後天的，而是受先天遺傳的。

一個人基本上會開朗或會憂愁的過一生，根本氣氛的因素是一個重要關鍵。雖然說這並無關係到好與壞的問題，而且無論那種個性都有長與短處，並不因那種個性而決定人的一生。但一般而言，激情而開朗的個性，是邁向成功的一大要素。

大膽或懦弱？

是大膽或懦弱的性格？是好奇心強或好奇心弱的性格？都受到遺傳相當強的影響。

每個為人父的人，都希望能養育出如豪傑般大膽的男孩，因此連名字也命名有此含意的文字，但是實際上並不是都能隨心所欲。

從孩子在公園嬉戲的情況中其實就可以看到，有些孩子雖然爬上了滑梯，卻坐在梯頂哭而不敢往下滑；有些孩子就大膽的從上快樂的滑下。第一次進入游泳池的孩子，有些就大膽的往下跳；也有些頭稍浸水就顯出害怕的樣子。

另外看見陌生人也不和人打招呼，而用幼兒的聲音來說話的孩子也有。或是和他說話，他卻閉著眼不說話的孩子也有，類似的事情父母不管如何的教導都無法去改變。但是突如其來的事件就能分辨出這些孩子是大膽還是膽怯。

的確自古以來，孩子的世界就有如大人世界的縮影，在團體中連話都講不全的孩子，很自然的就已經被決定好他的角色了。而大膽、好奇心旺盛的孩子一定成為孩子王，成為團體中的領導者。

這個情形與大人的社會一樣，並非擅於公司辭令的人就能成為領導者，而是自然之中性格的反應，將其特性在團體中顯露出來而成為領導者，因此能成為領導者的人是有限的。

現今一個相當嚴重的社會問題是「欺負人的孩子」「被人欺負的孩子」，對於善惡的問題暫且不論，許多教育問題的專家們都認定，這個角色的形成是由遺傳的性格來決定。

肉食動物本性兇暴、殘忍富攻擊性是大家都熟知的事情。另一方面，食草動物都是性情溫順，除非是帶著幼子的母獸，只要不傷害牠大多是不會主動攻擊，一般而言，遇到任何危機都是逃走。

而人類也是相同的，是一種肉食性的動物，只要是長期食肉，一般都有攻擊傾向。若是長期吃素食的人，性情多較溫和不會主動攻擊。

這究竟是何原因呢？

獲諾貝爾獎的瑞典生理學權威芳奧伊勒博士，就曾經將副腎所分泌的二種賀爾蒙加以分析。發現如下：

根據報告，副腎是位在腎臟上方位置的一個小器官，而這個器官會分泌出副腎素和新副腎素二種激素。這激素分配的比率決定一個人的性格和氣質。基本上副腎素和新副腎素具有調節心跳和血壓的功能，同時對氣質的影響力很大。

以百獸之王的獅子為例，這種草原上的殺手，當敵人靠近時並不會逃走，而是先嚇唬、吼叫然後攻擊對方，其攻擊性的形成受激素比率影響，獅子的比率是一比一。而草食性動物，例如，被當成寵物的兔子，牠的比率是二十比一。由此可知草食性較肉食性動物，其所分泌的副腎素較多。

人的情況呢？

出生前就已決定了孩子是欺負人的人或被人欺負的人

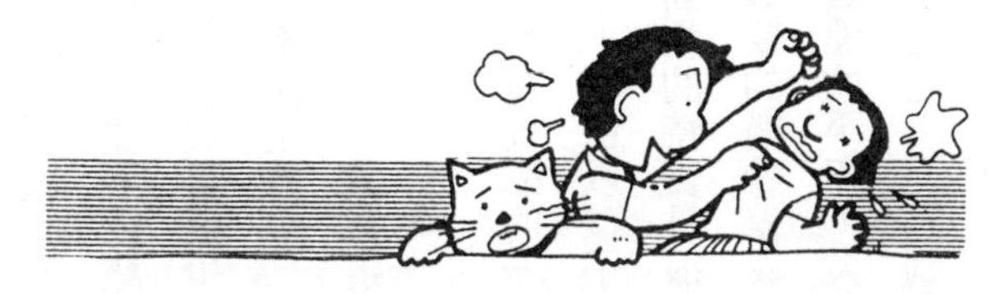

因欺負同學事件而被輔導的少年學職程度狀況

區　分	總數(人)	小學生	國中生	高中生
計	1,920	40	1,526	354
構成比(%)	100.0	2.1	79.5	18.4
欺負同學事件	1,850	37	1,470	343
構成比	100.0	2.0	79.5	18.5
被欺負所引起的報復事件	70	3	56	11
構成比	100.0	4.3	80.0	15.7

因被欺負所引起的少年自殺狀況

區分	總數	年齡別			
		10歲	13歲	14歲	15歲
人員	7(1)	1	2(1)	3	1
構成比(%)	100.0	14.3	28.6	42.9	14.3

( )內是女子數目

以一個成年人來說，一般的分泌比率為五比一，和老鼠的分泌比率相當。

再來談談老鼠的天敵——貓，根據數據顯示分泌比率為一比一與獅子相同。可見「溫順的貓」的本性並不仁慈，貓在發現老鼠的蹤跡時會攻擊捕捉，然後玩弄至死，再將之吞食。然而現代的貓似乎很少去捉鼠類，而成為溫室內的貓了。

人類剛出生時，二種激素的比率是一比一。到了二歲左右，副腎素的分泌會越多，然後轉變成五比一。其實這個比率是系數平均的結果，並非人人相同。每個人或多或少都有些許的差異。

孩子也有殘酷的一面，毫不在乎的殺死蟲，撕開青蛙的肚皮挖出內臟或把貓綁在重物上丟入河中。種種以孩子王為中心所做的殘忍的事，卻毫不覺得恐懼的這種孩子的特質，其實與肉食動物的特質是很相像的。所以二種個體所分泌的比率也該是相近的。

賀爾蒙的微妙差異，使一個人的個性變成大膽或膽怯，是欺負人的人或被欺負的人。而這種賀爾蒙的平衡，大多是由體質上所引起的，同時也證實了父母的性格會遺傳給子女。

總而言之，面臨到危機時，會慌忙逃脫或準備攻擊，是由副腎素與新副腎素所分泌的平衡來決定個性的學說，已被大多數人所認同。

兄弟性格不同，是什麼緣故呢？

了解孩子最深層的性格之後，為後天的表層性格做好培養的環境對父母親而言，才是最重要的。

孩子由後天環境所培養而成的性格，具體而言有如下各點：人際關係、協調性、自卑感、優越感、自信……等，而這種後天的性格是決定生存下去的重要條件。

例如，性格的根本是陰暗的類型，在雙親了解下就要增加孩子的自信，排除不必要的自卑感，並在鼓勵的環境中讓他成長，則自然能養育出適於生存的性格。

相反的，如果是開朗的類型，若因為父母沒有去教養，因此對人旁若無人、狂妄自大、無協調性、人際關係不良，則是父母的重大責任。

所以，會教養出「被人欺負孩子」或「欺負人的孩子」都是教育上出了問題，才會有這樣的結果。根本的部分是性格開朗易動怒的孩子，父母該利用孩子的性格，教導其協調性與人際關係，如果放著不管，很顯然的對比自己弱的人會有攻擊性，而這也就是「欺負人的人」的形成。

另一方面，「被人欺負的人」基本上多屬於陰暗型，但如果能教導使其人際關係良好，也就不會因自卑而煩惱，或被逼入自殺的途徑，而能以較溫和的方式來自己解決。

然而因為後天頁好性格無法養成的緣故，使得被欺負的人走向自殺一途，或被逼得「狗急跳牆」失去逃避的場所，最後用力反抗將敵人殺死。

就曾經有過這樣的例子，孩子用金屬棒球棒將雙親毆殺的悲慘事件。具了解這孩子的個性原本是溫柔而乖順的，可能因為失去了逃避的場所而反抗，才發生這種慘劇。

事實上，後天的環境是決定性格的要素，這一點可以從同胞兄弟姐妹的性格一目了然。

例如：男孩子的兄弟，基本上二人的根本性格是開朗而明亮的，作兄長的男孩個性規矩不會與友人起爭執；而次子卻意外的粗暴常找年長的人打架。究竟為何二人的性格不相同呢？由於長男受雙親的期待，經常被以「你是哥哥，所以該如何如何」的告誡著，在這種教育下而長大，因此對人溫和。但是，次子由於是父母的第二個兒子，便會放任而行。和長男打架時，父母本能的護著較小的次子，對長男加以責備。久而久之，雖是同樣父母所生的孩子卻也有著不相同的性格。兄長多是個性規矩溫和，而弟弟卻是個性奔放不羈。

父母親對於孩子不好的性格有時會感到沮喪，但反過來說也只有父母才會對孩子的性格有很深的了解。因此當面對孩子的缺點時，不要去責罵孩子，要去包容他、教育他，讓他產生自信將缺點彌補過來，好好的養育他才是作父母最大的責任。

第三章　學問、運動能力的傾向所出現的可能性差異

壓抑孩子潛在能力的母親

有一位得到諾貝爾獎的物理學者湯川秀樹，在小的時候就是以沈默寡言而出名的小孩，並有過「不說話的小孩」的綽號。原因的來源是，他在小學三年級的學藝會上，被指定為背誦文章的角色，由於對在衆人面前講話感到棘手，所以一上台之後一句話都不說，然後向衆人點個頭之後便走下台來。

這種孩子，如果換到現代大概無法進入所謂的名門幼稚園。而且讓人都想像不到的是，這種人物會發表「中子論」而揚名國際受衆人所矚目。

孩子的才能，是否在進入有名的學校就能被發掘出來呢?似乎並非如此。

從遺傳學的立場來看，應該考慮自己孩子的能力，依孩子的個性與才能製造一個讓他伸展發揮的環境才是最重要的。

數學是否擅長呢?也許是文學吧?運動也不錯、音樂繪畫似乎也可以，有儲蓄的才能、是下棋的能手……。孩子各式各樣的才能可能性都被隱藏著。但是，孩子的才能是受到父母與祖先所繼承下來的遺傳子影響。故其才能的發揮程度有其限制。以音痴的雙親為例，想要生出具有音樂才能的歌手孩子，雖不是不可能，但至少很困難。

因此，父母親應該好好的把握自己的能力，看清孩子的喜好究竟是什麼。將培養孩子才能的環境供給給他。並且不要一味跟隨社會風潮。若認為讓孩子讀書就安心的父母，等於是為自己的理想而抹煞了孩子的才能與理想。

所以，如何發現孩子的才能然後去琢磨，將於後段列舉實例供各位參考。

天才家系所證明的結論

現代社會的風潮對個人價值觀的評定，均是以是否能進入有名的一流大學，或是有名的一流企業來決定。因此不論那一個父母都會對孩子是否擁有能做大事、能平步青雲的智能感到關心。

若發現孩子的智能似乎未開，便急急忙忙的讓孩子去上課或學習東西，似乎不如此做孩子便會被社會淘汰、會落伍，也因此造成教育事業不斷的澎漲肥大。

但是並非對人類而言，頭腦究竟要如何訓練才會越來越好？據聞是常去使用就會越好，但是並非願意說惡毒的話，事實上，傻瓜不管如何用功還是傻瓜。實際上，「智能的百分之八十五受到遺傳的主宰」。某位得到諾貝爾獎的學者斷言著。

這位學者為了證實自己的話，於是實施了所謂的「天才兒童計劃」並積極的投入行動。

他將多位得到諾貝獎的學者之精子，與智能高的女性之卵子予以人工結合，期望培育出天才兒童。

姑且不論這項計劃的偉大會受到多少人的矚目，筆者卻認為這是一項非人類行為的計劃。對剛出生的孩子就賦予天才般的期望。亦即一出生就背負了沈重的十字架一般，似乎被剝奪了做人的愜意與樂趣。而且也由於這些諾貝爾得獎者的名字無法公開，使這些孩子在未出生前就被劃上了私生子的記號。

對於這項計劃的背景暫不論，但可確定的是這項學說已被認定，智能會由於遺傳的組合而受到部分支配。從數據上來說，智能的百分之六十～八十均受到遺傳因子的影響。

「你不努力所以腦子越差」，通常會聽到父母如此對子女教訓著，但實際上腦子不好並非不夠努力的緣故，而是由父母本身所遺傳的。

相反的常可以看到有些孩子並不特別努力，成績卻非常好。而且如果是在提文倡武的時代，光知道用功的孩子是不會受到歡迎的，只有那種運動能力強，經常帶頭遊玩，似乎不知何時用功卻考前幾名的人，才會受到大家的歡迎。所以，只能猜想是父母親繼承下來的遺傳子，經過順利組合的成果。

事實上，智能被認為會遺傳的思想是起源於天才家族的族系歷史，並且從所追溯的歷史中得到肯定。

從遺傳方面來說，達爾文的「進化論」是衆所皆知的。其表兄弟法蘭西斯・高頓更是以遺傳學為基礎而提倡優生學的創始人。在他所著的『遺傳與天才』中把英國的天才著名人物（法律家、政治家、軍人、科學家、音樂家、運動員等）數千人經過篩檢後，將這些家系的天才及著名人物加以調查，將其中被認為最優秀的一百人分析之後，發現某家系的兒孫共四十八人，兄弟四十一人，父親三十一人，都是著名人物。

天才的達爾文家系一族，從事天才的研究得到的結論「智能可經由世代結婚的累積而成，智能高的遺傳因子經由組合可產生出天才」。所以頭腦好的人經由結婚、爾後子、孫、曾孫經過歷代的反覆累積，確實就可產生出天才的家族。

只是同父母所生的親兄弟，在智能上還是有不同的差異。由於智能的遺傳子不僅僅只有一個而已，而是由上百個遺傳子存在組合形成的，當好的遺傳子全部集中在兄的頭腦時，兄即成為天才，若有一、二個壞的遺傳子參雜結合給弟弟，則弟弟便無法成為天才。

但是，無論如何，只要是頭腦好的雙親，所生下的孩子擁有高智能的可能性很高。

因此，如果想成為天才家族或學者家族，只要找智能高的媳婦或女婿，經過世代努力之後，就能得到所要的成果。

頭腦的好壞是否由父母親所決定？

父母和親子的學業成績（五階段評價）的關係

孩子成績 / 雙親的成績（平均）	5	4	3	2	1	孩子的平均
5	42%	46%	12%	—	—	4.3
4.5	26%	51%	22%	1%	—	4.0
4	20%	49%	28%	2%	1%	3.9
3.5	14%	45%	36%	3%	2%	3.7
3	12%	40%	43%	2%	3%	3.6
2.5	10%	34%	51%	4%	1%	3.5
2	10%	32%	52%	4%	2%	3.4
1.5	8%	25%	59%	8%	—	3.3
1	—	27%	55%	—	18%	2.9
雙親的平均	4.2	4.0	3.6	3.5	3.0	

落伍者、問題兒童所持有的特殊才能

雙親對智能的強烈影響到何種程度呢？一般而言，頭腦的好壞是以什麼為基準呢？以現代而言，多數的人均以是否能進入一流大學或連二流的私立學校都無法進入的價值觀來評定孩子。對孩子來說，這種觀念不僅阻礙孩子的其他才藝發展，更讓孩子建立了不當的價值感，如此說來孩子實在是很可憐的。

現代的考試測驗均是記憶力作為測驗準則，或者對解答問題的能力訓練到什麼程度，諸如此類的一種測驗法。極端的說，入學考試的問題並不是對孩子的智能與才能做調查，而是對不合格的人集中在一起好作管理。然而憂慮的是當今測驗中所要求記憶力的部分，只是構成智能的要素之一，並不能代表智能。

本來，智能是合理的思考力、理解力、批判力、推理力、判斷力、洞察力、獨創力等，所存在的精神能力組合而成的，決不是以現有制度下的測驗考試便知道所有的智能。

這種智能的數值被稱為ＩＱ（智能指數）。

韓國的金姓少年是ＩＱ二一〇的天才少年。並在金氏世界記錄中被稱為世界ＩＱ第一的人。

四歲時的他就曾作過這樣的一段文章。

『父親的一千元和一百元那個比較多？

父親說一千元較多？

我說一百元較多，

媽媽拿一千元去買衣服，

我拿一百元去買書較有用，所以一百元比較多。』

整段文字顯示出他和凡人的貪婪確有不同之處，毫無疑問的是天才。他在二歲時就會說朝鮮話、中國話、英語、德語，四歲時進入漢城市內的漢陽大學就讀。

在歷史上被稱為天才的人物其幼兒期的智能指數被推定為：歌德一八五，莫札特一五〇，伽俐略一四五，康德一三五，牛頓一三〇而金姓少年卻有二一〇的高指數。

據聞其雙親是人學的教授、講師，是學者型的夫婦，二人在學生時代的成績相當優異，可說是接近天才的人物。尤其是父方家系，代代都是學者，好的頭腦的遺傳子經過卅代的結婚繼承累積，到了金少年時達到巔峰。

至於，智能指數該如何分辨呢？請視下列各智能的程度。

• 一四〇以上——接近天才的秀才

・一二〇～一三九——相當優秀的智能

・一一〇～一一九——優異的智能

・八十～一〇九——普通智能

另外，被稱為精神薄弱者的智能指數分成以下三段。

・五一～七五——輕度愚笨（精神年齡十～十二歲）

・二一～五十——痴愚（精神年齡六～七歲）

・二十以下——白痴

一般而言，智能指數較高或越高，學業成績必然越優秀。但是，智能指數並非表示與洞察力、獨創力或其他的能力有關，這種智能指數僅能反映部分的智能，所以不得不令人思考其表現出來的數據意義。

事實上，有很多天才型的人物，在其少年期間都曾因學業成績不良，留級或遭到退學的命運。

例如，理論物理學家愛因斯坦便是如此，連雙親都覺他是「智慧魯鈍」的孩子。在上小學之前，無法與陌生人講話，成績常在最後一名，以現在的眼光來看，這種孩子是十足的「落伍者」。

十六歲時，愛因斯坦受到中學的退學處分，理由是「反抗態度引人矚目、擾亂學校的規律」。這時的他，對文學和數學都相當有興趣，連學校都不教導的牛頓著作他也看得津津有味。

只是，在當時沒有人看出愛因斯坦的潛在能力。而且若是生長在升學主義的現代，恐怕他的存在是註定會被烙上「落伍者」的印記。

所以孩子在少年期成績不好，是劣等生或問題兒童時，不要放棄對孩子的希望，也許有些孩子是大器晚成的天才也說不定呢！

提高智能的精神要素

曾經有過如下的一句話「十歲的神童，二十歲的普通人」。智能指數高的人，其學業成績也很優秀。但事實上並不表示它就能左右決定人的一生。

智能的指數公式，依如左計算：

$$IQ=\frac{\text{精神年齡（月）}}{\text{生活年齡（月）}}\times 100$$

智能指數是將某年齡的智能發達程度以數值來表示。當然，隨著年齡的成長，智能應該越成長，但有些現象卻顯示智能會有生長遲緩的情形。

筆者私下並未作過調查，僅是閱讀雜誌得知韓國的神童金少年後來變成了普通人。這本雜誌發表著金氏記錄在某年突然將金少年的名字從記錄中消掉。而令人疑問的是並沒有超越這位神童IQ的人出現就將名字去除，為何？

詳細的事情經過並不知，只是結局令人奇怪。四歲就會微積分、會說四國的語言，引起周圍的人所驚奇的神童，二十歲時IQ第一的名稱卻被剔除？

因此筆者本人對智商指數，並沒有相當的相信。

一個人的智能雖然很高，但是無法用耐性和熱衷性加以磨練和維持即無法稱之為天才。我認為這種耐性和熱衷性才是提高智能最重要的因素。

因此，父母所賦予的智能雖然佔有百分之六十～八十的高比率，但其餘的二十～四十則要靠自己是否能創造提高智能的環境。

百分之十與二十的IQ差異性可以經由努力而克服。

然而，這種說法不僅針對學業成績而已，更應該擴及至藝術、文學各方面，讓孩子廣泛的去發展他的觸角，培養孩子的各方面興趣才是最重要的。

改變孩子的能力 1 為提高記憶力所做的環境調整

記憶力被認為智能的一部分，而且對遺傳有很強的影響力。

一提到記憶力，令人想起NHK的鈴木健二先生，他主持節目時所表現出來的記憶力常令人聽得目瞪口呆。曾經有過這樣的例子

鈴木健二參加某有獎徵答的節目，有一題目為：「去年到日本最多的外國觀光客是美國人嗎？」來賓回答說：「是！」嗶嗶聲馬上響起，接著鈴木先生慢條斯里的說：「第一位是台灣二十三萬二千六百二十五人，其次是美國十八萬五千五百八十四人，第三名是英國六萬八千九百六十八人。」

來賓們都相當驚訝的說：「你記得相當清楚！」並要求他繼續說下去。

第四位，第五位……，如此並將數字加以說明。這種沒看劇本而令人驚奇的記憶力，就連即將考試的考生也都去請教他的秘訣。

鈴木先生說：「每天至少有五、六封信詢問有關記憶的秘訣，只是要讓各位了解的是，想要輕輕鬆鬆就成功的方法是沒有的。」

果然，他也是經過努力的。

鈴木先生的讀書之多是早有所聞，一週至少花三十小時時間在讀書和相關的資料閱讀和收集上。對所要讀的書只對其中一冊特別專心全意的去精讀，對重要資料或較新的新聞便摘錄下來，自然而然的將數字記憶下來。

鈴木先生的記憶力，與其說是天生的，倒不如說他將認為重要的數字資料刻意的背誦下來，並養成了習慣。尤其對有興趣的對象會因為喜愛或嫌惡而影響了記憶力。

為何如此說呢？因為鈴木並沒有辦法記住所有的電話號碼，不看備忘錄僅記得的電話只有母親家、工作場所ＮＨＫ與自己住的家三個地方而已。

如果想要提高孩子的記憶力，對於孩子有興趣的事物、關心的方面，要為其加強，並且將環境調整為適於孩子記憶力的發展，如此一來，孩子會像吸收墨水的紙一般，記住任何的事物。

改變孩子的能力 2 數學才能的磨練

算術成績好的孩子，一般都會被認為頭腦好。的確，能將算術的問題輕易解開的人應該都算是聰明人。但是話雖如此，卻不必要認為算術不好的人便是頭腦不好的人。簡單的說，打算盤的孩子計算能力高，但卻不能因此判斷他腦子的好壞，這是另當別論且是不同的問題，不能如此相比較。

世界有名的諾貝爾獎數學家廣中平祐先生，就曾說過：

「從一流的大學中去挑選一位考試最高分的學生，來和我比賽解答的勝負，我一定輸。」

這句話，相當令人省思。

亦即，考試是計算能力被測試的地方，其解答方法只要符合公式即可，看訓練的次數結果，其成績也能勝過諾貝爾獎數學家。這種用來作為考試用的數學，只要經過多次訓練之後，視演練次數而定，成績能好能壞，所以這種能力與其說是遺傳，不如說是環境造成。

所謂的數學家就是創造難背的數學公式的人。這種能力要靠創造力，能把新的東西從舊的東西中去創造出來的人，均便視為有天才的能力。

這位數學家在國家頒獎給他的歡迎會上曾說過：

「我想說一句話而已，說我是出類拔萃與頭腦明晰的人才，我是很高興的，但與描述有所不同的是，我是出類拔萃的努力者這點才對。」

這位人物共有兄弟十五人，父母均是再婚人士。其十五位兄弟中是否有與他同為學者的呢？調查結果發現其他兄弟均是普通的受薪者或書店的經營者，所以對他所說的「出類拔萃努力者」的話，心中深感同意。

從他小學時代同學的描述中可以了解他並非神童型的人物。「小學低年級時並不醒目，未留下什麼印象。到了小學四年級開始努力，中學時似乎已經形成努力不懈的個性。」同學如此證言著。

小學時他會問母親：「這麼小的眼睛，怎麼能看到比眼睛大的東西？」對於類此令人感興趣的問題，常問得母親啞口無言，於是每日到學校質問老師，反覆數次之後老師沒有耐性了，只好請他的母親到學校，請她在家的時候多多管教這個孩子。

這種超強的耐性是被稱為天才的共通性。對於所不了解的問題決不退縮，一直到弄懂為止。有時被周圍的人看成怪人。所謂「天才與瘋子僅有一紙之隔」也是因為同樣的理由，這種執著的氣質，結果使他成就了偉大的研究。

他曾經有過如此的感觸：

「看到現在很多腦筋好的大學生，似乎都不太成長。我常想是不是性格以及生活方面的問題困擾著他們，後來發現他們果然相當保護自己，不敢做太多的表達，不敢將所發現的學問公開提出受人批判，從中學習成長。類似此類的求學方式他們似乎都沒學會。」

筆者看到年輕的新醫師，似乎也頗能體會這位數學權威的感觸。由於太在意別人的眼光所以不敢蒙羞的提出自己的想法，自我防衛過強。

這種反應不僅與性格有關，同時也受生活環境和母親的強烈影響。

從小的時候起，如果常被斥責如下的話。

「做那麼難看，不要做了！」

「你在說什麼？不要說沒有意義的話，趕快去讀書。」

像這類壓抑孩子的好奇心與創造力的話，會讓孩子從小就關入狹窄的格式中無法成長。

不管是否有數學的才能，母親如果對看起來沒有意思的東西，執意要嘮叨：「那樣的事是當然的事，不用想太多。」如此一來會打斷孩子思考的能力，讓小孩子的智能無法得到伸展。

一個人不管在小的時候是多優秀或多平凡，做母親的人都不應將之限制在小小的形式中，認為會有大發展或沒發展。應該以執著心、熱心、耐心去關愛孩子。天才決不是單靠遺傳才能產生，也有靠著相當的努力與耐心而能被稱之為天才的。

改變孩子的能力 3 文學的感受性與親人的關係

常拿來和數學比較的文學，在入大學之前「理科系」與「文科系」也被分開為完全不同的課程。從這裡就可明確了解這兩種才能的基本性不同。

大概沒有比文學更受到環境所左右的才能了，很少聽聞文學家的兒子也是文學家的情形，倒是兄弟均是作家的事情偶爾會有。這是由於才能的形成，並非遺傳的緣故，而是受環境的強烈影響。

日本的代表文學家並且是諾貝爾得獎者的川端康成先生。看著他的文章便可想像到他所描述的光景，可見他寫作功力爐火純青。

川端先生的雙親在其幼兒時期就紛紛與他死別。他的父親是醫師，由於患有肺病在川端先生兩歲時就離開人世，三歲時母親相繼亡故，於是變成孤兒。

其實不僅限於川端先生如此，看看許多的作家生長的情形，似乎多是在不幸的環境中長大的。

以川端先生的情形來說，與雙親死別後，由祖父母所扶養，祖母於他八歲時死亡，之後祖孫二人相依為命，在十六歲時祖父又離開人世。

總之可說他與親人的緣分很薄，於是對人類的本身產生強烈的興趣，而對人加以觀察。

諾貝爾得獎的原因是「優異的感受性，充滿的將日本人的心的本質表現出來」。以此理由而授獎。

然而，要如何增強文學的感受性呢?例如讓孩子寫作文，主題是遠足。

大概大部分的孩子會寫早上起來到達目的地的情形，另外誰和誰如何有趣的嬉戲、吃便當等流於形式的寫法。

然而，稍有感受的孩子會寫「早上起來，看到庭園中正盛開著一朵花」，類似這種情景的描述。從文章中可以體會到這個孩子對當天的遠足是多麼快樂的心情，如果他是痛苦的心情，就不會看到庭園中盛開的花了。

感受性是一種自然從心中所產生出來的感覺，並非利用教導就可以調教出來。唯有讓孩子多去觀察、多去體會，具文學的感受性才會提高與成長。

改變孩子的能力 4 「運動才能遺傳」的矛盾實例

許多一流的運動選手，在孩子的時期體質虛弱的例子很多。最典型的人物便是世界有名的全壘打王王貞治先生，讓人難以相信的是，他小時候身體虛弱的事實。

王先生是雙胞胎中的一個，其胞姊在一歲三個月的時候就得痲疹而病逝了，身為弟弟的王先生是否能安然的撫養長大，在當時是父母心中的疑問。

二歲的時候連路都不會走，幾乎天天都要找醫生，並被診斷為「先天性心臟衰弱」，然而到進入小學時身體卻突然的好轉起來。

也許是由於常生病的體質，經過運動後增強了對疾病的抵抗力。王貞治先生在成為選手後的活躍，可說是無人不知，但其運動的素質是否得自於遺傳呢？

他的父親仕福先生是中國人，而後到日本開中國餐廳。這位仕福先生對小學時代的王貞治打棒球的反應是：

「什麼？用棒子打球？」

正如他的反應一樣，他對棒球的知識並不關心，整天忙著做生意專心在餐館上。而母親也是對棒球一無所知，只知道到球場為王貞治加油。

從這些資料，雖然很難去判斷他的素質是否遺傳，但筆者卻認為與其說是遺傳，倒不如說是靠著他的努力而得到「世界全壘打王」的稱謂。

一般而言，運動的才能都會遺傳，但是所遺傳的僅是跳、走、投球這一類基本的運動能力。像打棒球靠著第六感的心理能力所左右的運動才能，是不在遺傳範圍之內的。

現代有很多的雙親為了讓孩子完成自己無法完成的夢想，於是在孩子還小的時候便施以嚴格的訓練。然而根據研究，過於劇烈的運動訓練，對於身體未完全成長的孩子，將會造成成長的障礙。

所以任何一樣學習都是好的，但是要讓孩子對它感興趣、對它喜歡，如果過分的去強制它發展是會帶來不良的後果，將身體弄壞或破壞了原有的遺傳素質，如此就沒有任何意義可言了。

改變孩子的能力 5 藝術才能視母親的態度而定

日本的畫家一族最具代表性的便是狩野家。這個家族從室町時代到明治時代，畫家輩出。同時為保持畫家的才能而以近親結婚，因此，這個家族最能表現出繪畫的才能受到遺傳某種程度影響的事實。然而除了素質之外，環境齊備與熱心的英才教育都是使藝術才能發展的原因。

許多母親在面對棘手的問題時，常會因為孩子的可愛而不忍並依順孩子的意見。但一旦涉及教育有關問題時，就嚴格的堅持自己的意見，要孩子進補習班上繪畫教室，拍著孩子的屁股不時干涉。

在這種狀況下所長大的孩子，是不太容易成為藝術家的。因為缺乏自動自發的態度，也就無法學到任何東西，更別奢求他有創意。

小孩子具有相當多的潛力，那是因為孩子的心是沒有防衛意識的。大人可能會因為財產、家族、地位、事業等不能捨棄的東西而有了強烈的保護意識，因此對新東西也就缺乏冒險和挑戰的意願，而使種種的可能性受到限制。然而孩子不具備任何的防衛意識，使其在面對新奇的事物時充滿挑戰的意願。

但是一些父母卻認為這樣是危險的，而勉強孩子不要去嘗試，將他限制在小小的格式中依父母的話去做，如此一來，便可能會奪去孩子發展創造力的可能性。

作為父母的人，除非是孩子做了與生死攸關的危險事或做了相當麻煩他人的事以外。否則不應該插手，而要站在旁去輔導，讓孩子選擇自己所喜愛的東西去做，如此才能使自己的才能開花結果。

許多精神薄弱兒的父母，對孩子所要求的雖不多，僅希望他能像普通的孩子一般能打招呼、吃飯和讀書，並且想教導他日常生活。然而這種盼望對常人也許簡單，但對智能不足的人來說，卻是相當沈重的負擔。

其實正確的態度應該是不要太介意著要與常人相同的成長，要放任孩子去選擇他所要的，當然這需要相當大的勇氣與寬容的心，接納它、不限制它，則弱智的孩子也能發展其藝術的才能素質，找到屬於自己的天空。

總而言之，不隨意介入孩子的思想中去干涉他，讓孩子向好的才能不斷磨練與放手去做，才能使他們的才能得到發揮。

改變孩子的能力 6 父親傳授給孩子的商業才能

俗話說「富不過三代」，對於這樣的事實，證實了商才是無法遺傳的。的確很少聽到受繼承的公司，比上一代的事業更活躍。

然而，日本的西武財團和東急財團雖然已經到了第二代接棒人，創業卻比上代更加活躍和引人矚目。將這種成功加以分析，發現與其說是遺傳的影響不如歸功於教育的成果，亦即所謂的帝王學。

一般創業者的第二代，均是在奉承和巴結的環境中長大的。去這種富裕的環境長大的第二代的孩子，會認為賺錢容易。由於在賺錢方面沒有勞苦過，所以在追求利潤的企業社會中的這種老闆，可說是最靠不住的接棒者。

創業者很多均是出生貧困的家庭人物，由於困苦所以對金錢的感覺是很慎重的，同時對成功的執念也相當的強烈。

例如：經營之神的松下幸之助，小學時就已中途輟學去當學徒維持生計。

西武財團的創業者堤康次郎，本是農家出身，五歲父親逝世同時母親也棄他回到娘家，之後由祖父母扶養長大，二十一歲時祖父母逝世，賣田地至早稻田大學讀書。他曾利用買股票的方法賺了很多錢，可見其賺錢的才能。另外還買下了郵局經營，可見其具備了堅強實力的一面。

其後所建立的西武王國由二個孩子分別經營，並授予帝王學的精神。

「不要結交不必要的朋友，否則只是被利用而已，有用的一個也沒有。」顯然這種頑固而冷酷，缺乏柔性的想法正是他的經商之道。

不僅如此，堤康先生利用了二個兒子，彼此互相競爭的方法，讓財團的事業越擴越大。從這點可看出他成功的製造讓孩子相互比較所形成的商才教育。另外，對即使沒有商業才能或賺錢的才能繼承者，要求在金錢方面及人際關係方面都要慎重的教導方法。

但是，商才是由對時代潮流的先見性，時時刻刻活動形態的判斷力，瞬間能做到決斷力以及貫徹執行的實行力各種要素所形成的。

事實上，商才是要靠親身體驗，由經驗累積，光靠教育的方法是無法完成的。所以，這種才能多少也與繼承父母的性格和氣質多少有關係。

改變孩子的能力 7 擅長做料理的女性的家族關係

美食家越來越多，尤其是男性有增加的趨勢，美味的餐館到處林立，可以發現現代人越來越重視吃的精緻。古時有稱：「君子遠庖廚」的說法也漸漸的瓦解，男性積極的加入做菜的行列並進入廚房，男性將吃的角色轉變成做的角色，是一種很值得讚賞的好事。

做菜是需要創造力的，做菜的人可說是富有創造性才能的人，否則絕對做不出讓人滿意的料理。

同樣的材料會在不同的做菜功力下顯得不同，味道的差異顯示出創造力的差異。

事實上，擅長做菜的才能並不是由遺傳所決定，而是受到環境使然。

當然有關味盲的問題則另當別論，雖然這類的人對所做的菜也許感到調味的困難，但是，這也不表示味覺發達的人就能成為名廚，從另一個相反的角度來看，倒不如說一流的美食需味覺發達的人來品嚐。

一般而言，母親所做的菜都是最合口味的，然而如果母親對做菜不關心，則不管味覺如何發達，也等於是空有寶物而不知其珍貴，更不良的影響便是造成孩子對做菜也同樣的漠不關心。

許多有名的大師傅，多是因為看到母親對做菜的執著而長大的，所以對做菜也執著的下了很深的功夫。讓所有嚐過他所做菜的人都能享受到合口味的美好滋味，可見其母親對孩子的影響。

現代很多年輕的女性都不知道做菜的方法，可能連菜刀如何拿、魚要如何煮都不知道，證實了很少進廚房做菜的結果，所以培育出對作菜感到不關心的孩子是作父母的責任。雖不必說要會法國料理或日本料理，但至少一般的中國家常菜的基本知識是應該要知道的。

擅於烹飪之前，先是要具備基本的做菜工夫，然後加以考究才能做出好吃的菜。另外全家人對所做出來的菜的關心支持，會使做菜的人特別有精神而更樂意做好吃的東西。從整體看來這是一種相對的效果。

改變孩子的能力　8　決定勝負的才能由孩子時期培養

象棋、圍棋的名人頭腦構造究竟為何？常令人感興趣。例如，下棋時棋士彼此對奕，其中的一方突然說輸了要放棄，在一旁人的眼光中感覺沒有輸贏爲何要認輸呢？其實主要是一般人並未具備有洞察棋勢變化的先機，看不出勝負。當一名棋士要具有洞察力、記憶力和判斷力以及種種能力的配合。

所以，筆者認為能成為名人的人，均是具有「天才」能力的人。

另外，不認輸的性格也是決定勝負的關鍵，有些人天生具有一定要贏的耐心和執著心，這種毅力常會使平凡人成為大人物。而與「天才」相同的，不認輸的人也具有心無旁騖的執著性，大多能為夢想而苦幹，直到得到勝利，由於和性格有關，所以多少受到遺傳的影響。

人生的勝負雖不計較，但輸了總令人不快。所以，至少在孩子的時期就教導其具備勝負的觀念也是一種方法。培養孩子洞察先機的能力，研磨他的心志與毅力，使其具備執著的性格，加強記憶力和判斷力，並在環境上儘量去調整成最好的培育狀態給子女，是做父母的責任。

改變孩子的能力 9 犯罪者、色情狂失敗的教育

詐欺的犯罪者必定有很高的智能，否則無法從事這樣的犯罪，要詐欺人必先熟知人的心理學。雖然有縝密的計劃，但是依狀況的變化於一瞬間下定決斷，然後行動。大概以一個好好先生或正直的人是無法做出來的。

擁有高人的智慧，為何不能求正道在正式的社會上求進展呢？想想真是令人不可思議。這種人的性格多半是很偏執，多半都有辛勤的工作太厤煩不如找些輕鬆之事的想法。

智能與性格受遺傳的影響很強。如果做父親的人是此類型的人，就會使整個生活的環境偏向於追求輕鬆與好逸惡勞的型態。

其實人的天性多是好逸惡勞的。當父母吩咐孩子做事時，孩子會善用他的智慧想辦法逃

避。而有些更毫不在乎的撒謊。我認為這是一種詐欺的才能，父母如果發現就要立刻責罵糾正，否則一旦日久，詐欺和撒謊的習慣會越陷越深。

雖然很多犯罪的事尚無裁決出來，但看到被告會讓人有一種感覺，這些人所過的似乎是撒謊與欺騙的人生，由於允許自己的撒謊，最後讓事情發展到不可收拾的地步。

「撒謊是做小偷的開始」，當發現天真無邪的孩子在做笨拙的撒謊時，父母親就要特別注意了，否則將來說不定孩子就成爲小偷了。

詐欺的犯罪因子是會遺傳的這種說法似乎能得到印證。美國某犯罪者的家系，據調查資料顯示，歷代四八〇名的家系，其中有二九一人是犯罪者、色情狂。亦即天才是經過歷代結婚後所有優良遺傳子集中所形成的，而凶惡的罪犯與此對照，即是所有壞的遺傳子集中所產生的。

雖然這種說法相當符合遺傳的法則，但事實上卻無法確實的判明整個家系的犯罪案例，累積為製造出一個犯罪天才。

對於孩子才能的磨練，要採取信任的態度，若是不好的才能引人側目，就要在還未滋長成形前將它剪掉。放任和教導孩子爲人處世的基本道理都是很困難的問題，但是如果能看出孩子的性格與才能受到自己遺傳很大的影響，就能了解該如何去輔導他的成長。

第四章 感情、行動驚人的遺傳特性能夠表現到某種程度

癲癇

孩子在行動中會突然中斷意識，或意識朦朧，叫他也不回答，對周圍的聲音都沒有聽到的樣子。仔細看會發現他筋肉痙攣，做母親的以慌亂的心在屋裡跑來跑去，一下冷敷孩子的頭、一下將孩子抱上床。三十秒後孩子恢復正常，又很有精神的在遊玩。

或者是典型的大發作，突然喪失意識當場倒下，全身僵直引起痙攣。大約一～三分鐘恢復意識，或意識進入錯亂狀態，然後昏昏欲睡。痙攣中會吐出白沫引起失禁，七葷八素很痛苦的樣子，這些是癲癇的症狀。

癲癇是由於腦部不正常的放電所引起的，至於為何會造成這種現象的原因，至目前為止尚不明確。僅知三名患者中有二人的腦部構造是正常無異的。而另外剩下的這名即是胎兒時的腦障礙，或新生兒期腦障礙，或出生後受到感染引起的腦障礙所引起的。所以先前的不明原因便被歸咎為遺傳。

一般人都認為癲癇的父母會生出癲癇的孩子，癲癇孩子小的時候也許還好，等到長大要結婚時便會有種種的問題產生。

因戀愛而結婚的情況，也許會因為相戀所以不介意對方有癲癇。然而如果相親的情況，則多數人均是在隱瞞的情況下結婚的。另外也有顧慮到子孫的遺傳，而拆散對彼此情投意合的戀人。種種情形讓人感覺到有癲癇的人真是太可憐了。

但是，癲癇真的會遺傳嗎？一生下來就註定了不幸的命運嗎？事實並非如此。遺傳的說法是一種錯誤的說法，它只會使癲癇的不幸更加不幸。為何癲癇會變成一種遺傳病呢？這種說法的產生是由於在外國癲癇的父母擁有癲癇子女的比例很多，所以被提出來作為遺傳病的一種。然而實際上並沒有所謂的癲癇遺傳子的存在。亦即有癲癇的父母不一定會生出癲癇兒。只是由於體質的遺傳，使孩子繼承了易於引起疾病的體質。

在此，必須強調體質會遺傳與疾病本身會遺傳是完全不相同的。而且體質是可以改變的，這一點希望各位能夠記住。有人雖具有容易引發癲癇的體質，卻終其一生未曾發病。所以父母有癲癇並不表示孩子有癲癇的想法才是正確的。

一般患者對癲癇的反應是：

「癲癇就像腦子的氣喘病。」

的確，氣喘病本身也是一種相當令人苦惱的疾病，所幸它不像癲癇一般除了疾病的問題之外，還有為成家所引發的問題。然而社會上一般人對癲癇的說法都過分誇大與不實，所以有此了解的必要。

體質遺傳給孩子的感情、行動和疾病均可治癒

和癲癇相同的，氣喘也是體質的遺傳。因為氣喘而決定放棄生第二個孩子的母親，由於不忍心看到第二個孩子也患氣喘的痛苦情景，所以想放棄生育。

氣喘一發作，不僅發病的人痛苦，連在旁的親人看在眼底也於心不忍。所以心中會痛苦的認為也許氣喘是自己遺傳給孩子的吧！

氣喘和癲癇同樣，並非是疾病本身的遺而是體質遺傳。當母親是氣喘者時，孩子會繼承母親的體質具有發病條件。同時在身體狀況不佳時，倘若湊巧有花粉（原因物質）吹過，被吸入人體則會引發氣喘。但是，只要花費時間改變孩子的體質就可避免發病了。

我詳細的向這位母親作了說明，並讓他明白第二個孩子是否會有氣喘的毛病是不確定的。如果想生就生不必顧慮太多。

氣喘是體質的遺傳，然而卻被多數的人認為是遺傳病。其實遺傳病與具發病條件體質的遺傳是不可混為一談的。因體質的原因所產生的疾病，是可以花費時間去改善的，但若是受疾病遺傳子影響的遺傳病則無法治癒。如果將能夠治癒的病誤認為無法醫治，那才真是不幸的事。

會發病的人與不會發病的人基本行動的不同

所謂體質是什麼？要說明它實在是一件非常專門的事，簡單而言，即每個人的肉體的形質構造，多少都有所不同。

以汽車為例：賽車和在山中越野的吉普車的車質就不相同。如果用賽車來行走崎嶇的山路，則有可能引擎會過熱燒掉，若用吉普車來比賽，即使再如何好的道路，都無法發揮所要的速度。另外，一般乘坐的汽車，雖然沒有專門的車質，但既可用於山中又可用於道路。

所以，賽車具有發揮速度和不適合跑在山中的車質，只要山中沒有崎嶇的道路，便能很順利的快速前進。

這種崎嶇的山路，就以肺的元凶——香煙來作比喻。

某些人的體質對癌的抗力弱，但是卻養成吸煙的習慣，當然容易使引擎燒掉引發癌症。只要不吸煙，就能順利跑完人生。

另外，對於癌的這條崎嶇路，雖不是走的很好但是卻能走的（普通車）不容易致癌的一般人，即使吸煙卻不會致癌，但是這絕不是說就沒有發病的可能。一天吸六十、八十支香煙還是會使引擎發生故障，終至引發癌症。

同樣是人類、吸同樣的煙，有的容易染上疾病、有的卻不容易染病，完全是由於體質的關係。所以如果將引發癌症的物質、其他不好的條件去除掉，就不會發病，這個就是我所說的體質的遺傳。

容易下痢的孩子與父母親的關係

「我家的孩子容易把肚子弄壞。」有位母親如此說。

普通下痢的原因是因為吃的過多或吃壞肚子引起消化不良所形成的。但是這位母親說：「我十分注意孩子所吃的食物，生的食物均避免，儘量選擇易消化的東西給孩子吃。孩子的父親也容易下痢，每次喝牛乳或啤酒都會引起腹瀉。是否是受了父親的遺傳呢？」

像這位母親所形容的人很多。

下痢的體質的確是會遺傳。吃了某種食物就必定會腹瀉。例如，有的人不能吃麵包，有的人不能喝牛奶。不同的食物困擾著對其感到棘手的人。

例如，因為喝牛奶而引起下痢的體質。當喝了牛奶時便感到腹脹，想要下痢，這種症狀在醫學上稱「乳糖不耐症」。亦即牛奶中所含的乳糖無法分解讓腸胃吸收，而殘留在腸中所引起的。腸黏膜因為分解酵素少或幾乎沒有，至使喝下的牛奶營養不能被吸收，而要排泄出來。這種喝下牛奶就會下痢的疾病是受到父母的繼承。

除牛奶是為人所熟知之外，蛋、小麥、麵包等蛋白質較高的東西，有時不受孩子的體質所接受，如前所述，做母親的相當注意所吃的食物，但還是有下痢的情況，可以懷疑是有此症的可能。

孩子所吃的麵包或蛋糕會意外的成為下痢的原因。孩子的小麥不耐症，是對小麥所含的蛋白質其體質不接受所造成的。稍微一點的小麥製品就會使腸壁細胞變厚，降低其吸收能力，立刻感到要腹瀉。

糟糕的是這種體質和牛奶的情況相同，遺傳的要素很強，具有小麥不耐症的孩子，其父親喝啤酒也必定會下痢。每日的食譜內容注意的檢查，不要讓丈夫與孩子吃下不能吃的麥類製品與牛奶，是讓孩子克服下痢體質的第一步。

小孩糖尿病的原因是母親

糖尿病會遺傳，幾乎所有的人都如此說。然而正確的說法應該是糖尿病的體質會遺傳，亦即糖尿病素質的人由於生活環境而發病的情形。

但是，是否因為具有糖尿的體質就會立刻發病呢？其實正如糖尿病的俗稱「奢侈病」一樣，會發病的原因是因為飲食生活太豐富以及身體肥胖、運動不足的生活環境所造成的。

並且具有其素質的人，如果也喜歡吃父母親所喜歡的東西，則發病率很高。

當然，要注意的是糖尿病有多種類型。

根據WHO（世界保健機構）所分別的類型，有年輕型稱為I型的糖尿病。這種是由於受濾過性病毒的感染，人體內的免疫系統遭部分破壞而侵入胰臟，使血糖下降，胰島素送出的機能被破壞，突然的發病。這種I型是自我免疫性所引起的，在使用丙球蛋白治療後，頗有療效。

另一方面即是成人病的糖尿病，亦即由於素質的遺傳與生活環境所引起發病的II型，這II型揶揄俗稱爲「奢侈病」。

另外「其他」其餘的分類，例如，癌症侵入胰臟所引起機能惡化，造成的糖尿病。

在此將被認為最多患者的II型稍作解釋。

由於吃的過多、肥胖、運動不足的生活環境是發病的主因。所以，只要改善生活習慣，大多數的人都能擺脫糖尿病的痛苦。

糖尿病發病的高峰大多是五十歲，然而最近年齡有下降的趨勢，變成四十歲或三十歲以下。逐漸向年輕人擴張而來。只是十歲左右的孩子，II型糖尿病有增加的趨勢就是很嚴重的問題。

做父母的立場，讓孩子吃好吃的食物的心情雖可體會，但食慾的本能是沒有限量的，何況小孩子是有多少吃多少，所以父母要加強管理飲食生活。然而一旦外出的孩子，漢堡、薯條、甜飲料、甜甜圈什麼都吃，究竟吃了什麼雙親也不知道。

「不要買零食」這句話，對於十歲孩童的旺盛食慾來說，這種道德式的說法，是無法壓抑食慾的。最後只好以疾病的可怕來威脅他、教導他，尤其父母親有糖尿病的素質的話，對小孩子的飲食生活更要好好的管理。

也許感到奇怪的是，從前的十歲孩子食慾不是也一樣旺盛，但是為何不會得糖尿病？其實完全是由於運動的關係，運動將卡路里消耗掉而不殘留在體內。

然而現代的孩子走路的時間少，若騎自行車上學還好，若是坐機車、汽車就沒有運動機會了。再加上雙親認為「加油！讀書不要進入運動社團」，狀況越來越糟。有些孩子還要進補習班，然後回家讀書。另外，零食後吃宵夜，只有吃與讀書的生活週期。

還有壓力的累積，也是糖尿病發病的原因。

「稅金的季節一到，糖尿病患者特別多。」

納稅的時期剛好與公司內部新春調動的時期相重疊，所以糖尿病的患者在此時節便會顯著增加。

壓力可經由運動得到解除，沒有運動的情況下，孩子會得Ⅱ型的糖尿病也沒有什麼不可思議。

貪吃、肥胖相撲力士的典型，只是他們能藉由運動量擺脫了糖尿病的危機。但是具有糖尿病體質而發病的力士並不是沒有，只是不醒目。因為患糖尿病後，會有嚴重的無力感，不要說相撲了，想要打敗其他的力士攀上上位恐怕是不可能的，多半在力量無法發揮的情況下退休下來。

糖尿病最可怕的地方是伴隨而來的併發症，如果讓糖尿病持續進行而不加控制的話，會導致視網膜出血、腦、心肌動脈硬化危害到生命。

糖尿病如果侵害到眼睛時，病情就很嚴重了。

這是由於動脈硬化、視網膜毛細血管受到侵害而引起失明。另外，心臟的負擔加大而導致死亡的情況也很多。美國糖尿病患者死亡原因有百分之六十都是心臟障礙。

而對腦的影響也很大。腦梗塞（腦軟化症）雖然不至死亡，但會有筋骨痲痺、失語等後遺症。

其實只要對平常的生活稍加注意，至少可以避免Ⅱ型的糖尿病。

由於烹調的錯誤引發高血壓

高血壓的病症一直都是國內十大死亡原因之一。由於長期服用的鹽分過多會引發高血壓更是衆所皆知的事實。

簡單的說，當攝取過多的鹽分時，喉嚨會渴想飲水，這是人的生理慾求，為了使體內鹽分稀釋，於是補充大量的水分，結果血液量增加引起高血壓。

高血壓為誘因引起的腦充血死亡率很高，而導致高血壓的原因多為烹調時的不正確習慣所引起的。在以前的時代為節省日常開支，於是將菜的鹽分加重以達配數碗飯的作用，而現代雖然大都生活富裕，吃的菜色多，但由於烹調習慣的關係，每道菜的鹽味與辛辣依舊。以前是一道菜配多碗的飯，而現在是平均一碗飯配多樣菜。味道日益加重，於長期攝取後產生高血壓。

這種被稱為現代病的高血壓是體質遺傳的一種。具有此素質的體質在攝取辛辣食物習慣後，會嫌薄味的菜沒味道而讓飲食習慣繼續下去，若放任讓高血壓繼續進行時，會引起胸出血、心肌梗塞、尿毒症等合併症。所以有此體質的人應當注重飲食生活，吃清淡的食物去改變體質才是最重要的。

例如：初時移民至美國的黑人並沒有高血壓病症，但逐漸受日常生活的影響，有高血壓的黑人越來越多。這是除了鹽分攝取過多的原因引發高血壓之外，各種生活環境的變化也是一個主因，例如，壓力、肥胖、吸煙、運動不足……。原本沒有高血壓的黑人因為生活環境的變化變成高血壓，充分表現出生活環境是比體質遺傳更嚴重的問題。

起床不易的孩子應該懷疑是否有起立調節障礙

與高血壓相對的低血壓，並不像高血壓一般出現最危險的症狀，所以不受人注意，但對患有此病的人來說卻是一個大問題。

我認為一早醒來就感覺不舒服是一件不幸的事情。一天的開始精神便不舒適、感到頭昏目眩的，常要花費很久時間才能正常的工作，可說是人生一大損失。

學生中，便有低血壓的人，自稱從目眩到正常工作至少需要二個小時，在床上茫然的躺著不容易起床的困擾，讓他覺得人生無趣。

他的遭遇確實令人同情。血壓低的人，全身的血液無法快速的傳達流通，比普通人要花費更多的時間，來完成流通的功能。我常想若全家的人都有低血壓，那真是太悲慘了。昨夜睡覺前大家都精神旺盛的討論第二天所要執行的計劃，但是到了第二天卻可以看到大家都是一副無精打采的樣子，與昨晚的情形可說是判若兩人。

何謂低血壓的不良症狀呢？有低血壓的人常對親密的人訴說著自己的痛苦。動作緩慢、頭痛、腹痛等抱，而實際上的確具有令人苦惱的病痛。

必須要特別說明的是，孩子患有低血壓的情況。低血壓的孩子會有起立調節障礙，對大人而言即是自律神經失調症。

當孩子早上起床困難或中午前都沒精神，而且常訴說著頭痛時，就該懷疑是否有低血壓。並且不該勉強孩子去上學，否則孩子會有參加朝會就暈倒的情形發生，或者孩子坐車時常暈車也是共通的症狀。

父母在面對孩子遲疑不去上學時會感到生氣，但是當看到孩子暈倒或嘔吐時，態度會突然改變，然而這種起立調節障礙的孩子血壓的測量還是很低的。橫臥著測量是正常值，但站立十分鐘測量血壓很低是其特徵。家中若有血壓測定器一定要量量看以確定是否真有此病症。如此一來面對孩子遲疑不前的態度時，也就能溫柔的看待他。

引起低血壓的原因是由於自律神經失調的緣故。正常的自律神經，當身體站起來血管會立刻收縮，當自律神經失調時，血管無法收縮，血壓不上升，一站起來腦部血液不暢通，便引起頭暈目眩和暈倒的現象。

和高血壓相同的，體質遺傳的要素很強，雙親都是低血壓、則全家都是低血壓的傾向很高，所以一早起來全家的氣氛都不好的家庭，可判定為低血壓家庭。

起立調節障礙的毛病，可經由每日訓練身體改變體質而得到改善。

動脈硬化

高血壓與動脈硬化有很深的關係，其遺傳性也很強，亦即經由各種遺傳子複雜組合的結果，形成動脈硬化症的體質。

一般而言，動脈的脈壁會隨著年齡的增長而漸漸失去彈性，但是促使老化的提早到來，是體質遺傳的影響。

另外，生活環境所引起的動脈硬化症也是很多。

家庭中所煮的食物，多半是新鮮而且營養相當均衡的，但是吃外面的人因無法對食物的均衡要求太多，所以動脈硬化的比例也大大的提高。動物性脂肪是形成膽固醇的最大來源，食用太多脂肪的肉類，確實會使動脈硬化的機率提高。

簡單說明如下：

血管中有所謂的「油」流動著，這種油也就是膽固醇，當經過肝臟時，有些會被溶解，

對動脈硬化的防治法智慧

含膽固醇較多的食品

食品名	推獎值	食品名	推獎值
蛋糕	214	蝦子	899
餅乾	115	章魚（醺過的）	460
奶油	210	肝	293
小魚乾	311	香腸	114
鰻魚	193	雞蛋	428
鮭魚	400	乳酪	124
鱈魚	235	沙拉醬	190
魷魚	625		

（mg／100）

和小孩子閒談在學校的事，可解決小孩子的壓力

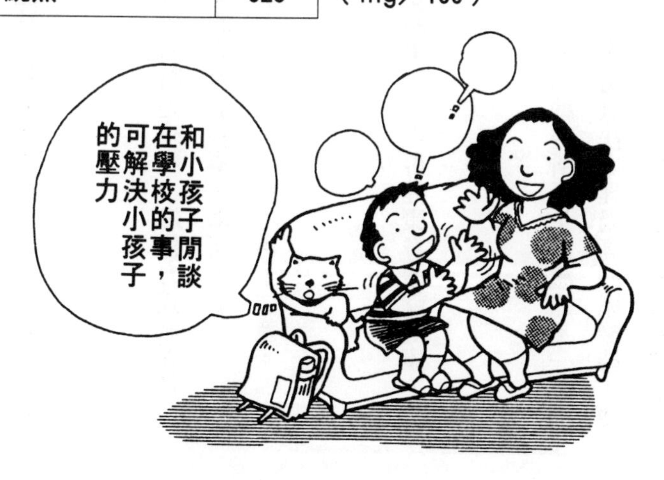

有些不被溶解而殘留在血管壁上，形成動脈硬化的原因。

能被溶解的膽固醇大多是植物性脂肪所構成的，不能被溶解的膽固醇則多是動物性脂肪所構成的。

所以為了防止動脈硬化，飲食要加以控制。

拿好吃的東西給孩子吃是每個父母的心願，但是從長遠的眼光來看，這種方式無異是一種殺人行為，亦即殺人不用刀刃，只要將肉加上鹽、辛辣的佐料放在桌上即可。

動脈硬化會引起腦中風、冠狀動脈疾病和動脈瘤等重大併發症，所以不可不注意。

痛風的素質

所謂醫食同源是指食物對於人的健康狀態扮演很重要的角色，吃得健康身體就健康，吃得不健康，身體就不良，而痛風的引起也與食物有關。

這個疾病正如其名，會引發猛烈的疼痛。

痛風是由於血液中的尿酸值過高，關節軟骨中的尿酸壓迫到神經所產生的激痛。一般而言尿酸是人體中的廢物，會經由腎臟和尿一起排出體外。當腎臟無法處理過高的尿酸時，便會殘留在血液中形成結晶，這種結晶到達關節時會引起劇烈疼痛，尤其是足部後跟關節最容易積留結晶，劇痛並無前兆，會突然產生。

那麼尿酸以何種方式積存在體內呢？是否因日常飲食生活有差異呢？

另外，尿酸值會隨著壓力而快速上升。

曾經有某個有趣的實驗，以公司的職員作為實驗對象。在實驗前先作尿酸值的檢定，然後在公司流傳公司即將倒閉的訊息，引起大家的恐慌，之後再測定發現所有的人尿酸值都提高，最後告知職員公司有銀行與母公司做後盾沒有倒閉的憂慮，之後測定全員恢復正常。

從這個實驗中可以看出人的肉體受到精神方面的影響有多大。

除了生活環境之外，痛風也受體質遺傳影響，亦即所謂代謝異常的體質遺傳，孩子會繼承父母痛風的體質，但是這種情況並非說明父親有痛風的毛病產生，孩子也一樣會痛風。

痛風是一種代謝性疾病，它的發病率與人種無關。只是對人類以某一定比例存在著，大約百分之〇・三～〇・四左右的比率。亦即千人中有三、四個人會痛風。

但是痛風確實的原因並未完全確定，只知依素質的遺傳、生活環境的因子以及高血壓症和腎臟病所引發的，有複合性考慮的必要。

總之，父親（痛風以男性居多）有痛風，就要有「孩子也有痛風素質」的想法，對飲食多加注意便能預防了。

凸眼性甲狀腺腫的原因

凸眼性甲狀腺腫是由於甲狀腺機能的亢進所引發的，與糖尿病相同均是免疫異常。由於免疫機能的不正常，自我免疫系統的異常狀態在體內發生，使甲狀腺賀爾蒙分泌過剩引發某些症狀。

具體的說主要症狀如下：全身代謝亢進、心悸、微燒、發汗、體重減輕、下痢，有時會出現失眠、精神不定的狀態，最主要特徵是凸眼。

另外，這類患者不介意寒冷，天冷時常穿著令人驚訝的薄衣，相反的對熱非常敏感，稍微溫暖的天氣會全身流汗。

類似如此的甲狀腺患者，由於個性急躁常需要很多的熱量來消耗，雖然吃得多但消耗也多所以體重下降，有時會感到肌肉疲勞，症狀重時連提起手都感到痛苦。

凸眼性甲狀腺腫會因遺傳而發病的說法一直受到大家所認定，但受到遺傳並不一定會發病的說法所影響，一直到現在才被大家接受，然而如果發病，也可以用治療法來控制。

一般而言，患有此症的以女性居多，所以對是否結婚或生子感到煩惱，其實這是沒有必要的，因為並不一定會受到遺傳，不必太擔心。

頭痛與孩子的飲食生活是否有關？

偏頭痛以女性居多，幾乎每十人中就有一人有偏頭痛，究其原因尚不明確，為此而煩惱的父母，似乎孩子也難逃厄運般的有偏頭痛，這是由於體質受到繼承的關係。

這種偏頭痛，會引發的食物有很多，例如：乳豆、巧克力、紅葡萄酒和咖啡……等，一吃下去就感覺頭痛。吃下什麼食物會頭痛，是因人而異並不一定。

所謂偏頭痛是頭的一部分並非全部頭痛，這種疼痛感有如裂開般的劇烈來襲，這種病症的發作可能長達三天，在三天之內會有嘔吐、目眩等感覺或劇烈的疼痛，任何公事、家事或讀書都無法去做。

原則上，偏頭痛可以用藥來解除，但會定期疼痛，必須依賴藥物為伴。

精神分裂的孩子和來自於親人的因子

精神方面異常的疾病是一種相當細膩的問題，以中國和美國對精神病方面的理解相比較，中國是對精神病理解較少的國家，所以常令許多人因此症而辛酸。

某位精神科醫師就曾說過：「本國人的精神病必須品嘗二種辛酸。一種是精神病的悲劇，一種是身為中國人的悲劇。」

為何說是悲劇呢？因為一旦被診斷為精神病，不僅結婚的問題，鄰居和朋友的關係，其他所有各方面都會受到嚴重傷害。顯然是與人權有關的問題，所以作為一個精神科醫師應該首先站出來，維護病人的權益。

精神分裂是精神病中，特別被人所嫌惡的病症。

重症的患者其症狀是，實際上並沒有人對他不利，他卻聽到有人罵他的聲音（幻聽）。受幻聽的影響做出危害他人的事。例如：發作時的殺人事件。

精神分裂病，二百人中有一人或二人的比率有此症。雖然比率不高，但卻需當作切身的問題來考慮。

這種精神病，遺傳的可能性很高，但是實際上卻不清楚是否確實，只是根據調查，單親有精神分裂的情況，孩子有百分之十五的比率，雙親均為精神分裂者，孩子有百分之五十以下的發病率是一般的說法。

但是為何會出現這些數據呢？在遺傳學上並無法證明出來，只能說大概是繼承了這樣的素質，精神受到極度壓力之後被引發出來，發病時期一般以青年期或成人前期最多，是其特徵。

這種疾病，治療的時間很長，而且回復後有可能再發，需要近親的看守。

憂鬱症孩子的日常行動

最近，中老年人的自殺，以及青少年的自殺，經常出現在報紙上，這些自殺案例，其實代表了一種連鎖反應。

自殺的心理狀態，多半被判斷為憂鬱症。

也就是說，任何人都會有感到沮喪的經驗，而且隨著時間的改變，心情也會開朗起來。但是，就是這種沮喪的心情，使自己再度陷入痛苦之中而無去擺脫，這種情形便是憂鬱病。症狀嚴重時，會沒有幹勁，引起失眠、食慾不振等現象，甚至認為不如一死了之，覺得自己沒有存在的價值。

青少年期的案例中，發病的關鍵大都是因為被情人拋棄等異性問題，或者工作及讀書受到極大壓力，或者和朋友的關係發生裂痕，周圍的大人看來沒什麼大不了的事情，都可能使他們陷入憂鬱症的狀態。

像這樣的情形，在得到憂鬱症時，病人一定會發出希望救助的訊息，正如許多精神科醫生所說的，父母對於子女日常行動的異變應及早發現。

想不開的類型是不是好父母？

年齡別死因順位

年齡	第1位		第2位		第3位		第4位	
	死因	率	死因	率	死因	率	死因	率
0歲	生產時外傷低氧症及其他	189.3	先天異常	181.0	意外事故及有害作用	38.8	肺炎及支氣管炎	22.9
1∫4	意外事故及有害作用	18.5	先天異常	9.0	惡性新生物	4.6	肺炎及支氣管炎	2.9
5∫9	意外事故及有害作用	9.4	惡性新生物	4.0	先天異常	1.8	中樞神經系的非炎症性疾病	1.3
10∫14	意外事故及有害作用	4.5	惡性新生物	3.7	心臟病	1.2	自殺	0.9
15∫19	意外事故及有害作用	25.5	自殺	6.5	惡性新生物	5.2	心臟病	3.0

像這種憂鬱症，一般人都認為和遺傳無關。但是，還是有容易變成憂鬱症的共通性格及氣質，那便是非常認真嚴謹、按部就班，並且正義感極強的類型。同時，這種憂鬱症的特徵和前面所說的精神分裂症不同，他們不會危害別人，認為一切都是自己的不對，變成自虐性格，因此，很容易躲進自己的殼裡。

今日由於抗鬱劑的開發，藥物治療顯著進步，憂鬱症的恢復也比以往快多了，成為絕對能治癒的疾病。

父母和子女類似的感情、壓力的肉體反應

一談到歇斯底里，有些男性立刻會想像自己妻子的樣子，喊叫、哭泣、發怒甚至尖叫，也許是共通的形象，但是在醫學上，這種程度的反應並不稱為歇斯底里症。

事實上這種病症女性比男性多，由於症狀的一部分被誇張，所以，當講到歇斯底里便會聯想到是女人的無理取鬧。

歇斯底里的病症在發病前，身體並無任何症狀，等到發作時身體莫名的產生疼痛和無力感，嚴重的時候甚至抽筋、手腳痲痺、突然失明、或喪失記憶。

原因是，過度的壓力使內心的衝突轉變為身體症狀而表現出來，亦即過度的神經性反應

而引起的。

這種病症是否與遺傳有關係呢？是否遺傳引起的性格呢？當父母與子女的性格相類似時，父母子女均有歇斯底里症的可能性並沒有，只是一般的遺傳並未證實這點，所以不必介意遺傳所帶來的影響。

另一方面與歇斯底里症類似的身心症。原因相同都由過度的壓力所引起的，症狀與歇斯底里症不同，真正的會出現身體上的障礙。例如，引起皮膚病、偏頭痛、支氣管炎和胃、消化系統障礙等症狀。

為何精神上的壓力，會轉換在肉體上出現呢？而且會有因人而異的情況呢？這是由於父母的體質遺傳給子女的緣故。例如：父母具有胃不良的體質，其所生的孩子在遭受強大壓力時，胃也會隱隱的作痛。

這些症狀與其說是精神病所造成的，倒不如說是壓力所造成的壓力病。

母親的血友病確實會遺傳的危險

血友病，是血液中最重要的血因子（血小板）不足的一種病症，一旦出血則無法止血的現象是其特徵。這種病症確實會遺傳是衆所皆知的事情。然而其遺傳的方法卻相當特殊。具

皇室承襲遺傳病的威力

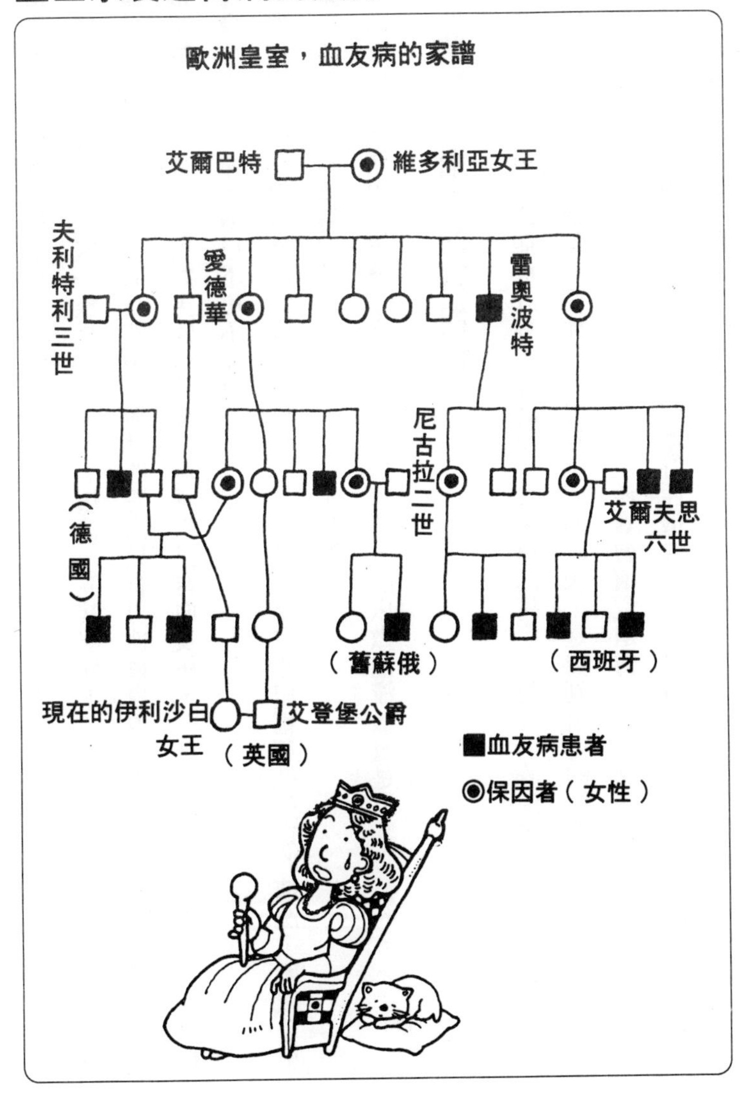
歐洲皇室，血友病的家譜
艾爾巴特
維多利亞女王
夫利特利三世
愛德華
雷奧波特
（德國）
尼古拉二世
艾爾夫思六世
（舊蘇俄）
（西班牙）
現在的伊利沙白女王
艾登堡公爵
（英國）
■血友病患者
◉保因者（女性）

有遺傳子的母親傳給孩子時，只有男孩子會發病，而女孩子不會發病。

例如，蘇聯帝國皇室一族常為血友病而煩惱，究其家族本源，卻發現這種病症是由維多利亞女王所遺傳下來的，而且圖中可淸楚的看出只有男性會發現，所以在結婚時做血液檢查才是明智之舉。有血友病的男性由於沒有發覺自己有血友病，一旦受傷便出血不止，甚至有可能會危害到生命，所以不可不注意。

現代的治療法相當發達，只要自己小心注意就不會有年紀輕輕就死亡的情況，所以及早確認有無血友病的遺傳，是對自己生命的一種保障。

血友病是血液中的遺傳子突然變異所引起的，所以做血液檢查是有其必要的。

癌症體質受繼承的可能性

就和癲癇一般，癌症被許多人誤認為是會遺傳的病症，而且由於疾病情報的氾濫，使得坊間所流傳的說法有數種。例如：「引起癌症的原因，是受到遺傳的影響」，這種說法所表達的意思為雙親都有癌症的情況下，孩子也確實會遭受遺傳。這種寫法太過於簡化了。

另外，更有人說大腸癌、直腸癌的遺傳性很強。但是事情究竟是如何並不確實，可是這種說法對患有大腸癌、直腸癌的人來說是相當大的衝擊。

的確，可能會遺傳的惡性腫瘍並非沒有。例：網膜芽細胞腫、神經纖維腫、多發性大腸疣症……數種，將之全部合在一起也不及惡性腫瘍的百分之一。而是否如此就完全符合遺傳的法則呢？

由於人類對切身的胃癌、肺癌、子宮癌、乳癌、肝臟癌、白血病都無法找出發病原因的緣故，所以被推定為遺傳。然而卻有被認為遺傳的例證如下：

拿破崙是因胃癌而去世的，而其祖父也是胃癌而去世。再經調查包括拿破崙在內的五個兄弟，均是因胃癌而去世，這個事實被擴大為癌症會遺傳的例證。然而根據對胃部的遺傳子所作的調查，卻無法查出確實的結果。

事實上應該是繼承了容易致癌的體質，亦即父親有癌症，孩子有可能繼承致癌的體質，但卻不一定會致癌。所以癌症並不會遺傳。

亦即容易引發肺癌體質的人，若喜愛抽煙，每日吸食五十、六十根，則得肺癌的可能性確實很高，其實只要不涉及致癌性的食物，就能避免引發癌症。

令人遺憾的是，雖然自己不吸煙，但同一個屋中卻有人吸煙，如此一來就如同自己也吸入一般。尤其是在嬰兒面前抽煙，就如同讓嬰兒吸煙一般，會危害到未成熟的身體器官，如肺的功能。

容易致癌的體質是否會遺傳？

年齡階級、惡性新生物的
死因、死亡數及比率

死因＼年齡（歲）	0	1～4	5～9	10～14	15～19
總　　數	100.0	100.0	100.0	100.0	100.0
消化器及腹膜	16.9	7.3	1.4	2.7	7.6
骨、結合組織	4.2	5.6	6.5	12.6	16.4
泌尿生殖器	4.2	3.1	1.4	4.1	6.1
腦	2.8	7.0	10.8	10.9	7.9
內分泌腺及關連組織	15.5	20.6	8.1	2.7	1.8
淋巴組織與造血組織	50.7	53.0	67.0	63.1	52.4
白血病	35.2	41.5	54.3	48.1	41.8
其他	5.6	3.5	4.9	3.8	7.9

如下謹供參考，肺和香煙的關係，（一天吸煙數×吸煙的年數）成正比例。對具有肺癌體質的人而言，在家庭中抽煙等於是慢性殘害家族的生命，將家中成員的生命逐漸縮短。

被稱為「血液之癌」的白血症，是衆所皆知的病症，並且是數種高死亡率的疾病之一。只是，孩子最容易感染的急性淋巴性白血病，也由於現代科學的發達，已有完全治癒的可能，這種白血病和遺傳並沒有任何關連。

胎兒會受肝炎的感染

被稱為沈默臟器的肝臟，當遭受疾病而出現症狀時，受感染的程度已相當嚴重。

肝臟的疾病為A型、B型肝炎，非A型、非B型肝炎、慢性肝炎。其中尤以A型、B型肝炎、非A型、非B型的急性肝炎會遺傳給孩子。

母親感染急性肝炎時，孩子也同樣會有急性肝炎的病症的說法是一種誤解的講法。有些雜誌更毫不在乎的寫出：「肝炎的遺傳病」的不正確報導。

事實上母親的肝炎是由濾過性病毒所引起的，而胎兒在出生時受到產道感染而有肝炎。這種濾過性病毒的原因絕不會遺傳。

孩子受肝炎的感染除了在母體內，只要避免接觸到濾過性病毒患者的唾液、排泄物、精液等，應該是不致於受到感染。所以只要母親充分注意就能預防肝炎。

盲腸炎體質會遺傳

盲腸炎這種疾病，到現代幾乎已不被認定是一種疾病。有的家庭全員都有這種毛病，而有的家庭沒有一人感染此病症。有許多的母親認為盲腸炎會遺傳，實際並沒有所謂的盲腸炎遺傳因子，而容易引起炎症的體質會遺傳。

盲腸炎很少發生在幼兒的身上，然而父親和母親仍要具備有關的經驗。尤其是五歲以上的孩子，當孩子發燒到三十八度左右並且右下腹部疼痛，有長期持續現象，就要懷疑是否急性盲腸炎。現代可用簡單的手術治療完成，若發現太遲讓疾病持續進行，有引發腹膜炎的危險性。具有容易感染發炎的孩子，父母應當具備早期發現的知識。

與盲腸炎同樣的膽結石。若近親有膽結石則這一家族有膽結石的可能性很高，這並非是根據遺傳的法則，而是根據體質遺傳的法則。

膽結石是由於在膽囊內的某些物質產生沈澱而形成結石，阻塞膽囊出口處附近引起強烈疼痛。

眼睛的好壞受父母的遺傳

色盲與血友病相同，很明顯的都會經由遺傳子將病症遺傳給孩子。而色盲、色弱即是眼睛對顏色的判斷機能很弱或完全沒有區別顏色能力的病症。

由於眼網膜的紅、綠、藍三種類的錐狀體色素異常所引起的。當眼網膜的視細胞對此三色的三種感覺要素有所欠缺時會引發色覺的異常。

例如：當感覺顏色的機能產生異常時，三種顏色的感光受混合率左右而變調時，就是色弱。或者三色只能感受到二色的情況就是色盲。另外，對顏色僅有濃淡而無色彩有如黑白電視機畫面的，就稱為全色盲。當中，尤其以全色盲是很稀罕的遺傳，並且遺傳的方法與色盲及色弱完全不同。普通色盲是性染色體的遺傳。而全色盲是常染色體的緣故，不論男女都會引起。

單方有色盲或色弱時，會形成典型的伴性遺傳，由於性染色體的緣故，所生的女性為隱性遺傳的色弱或色盲，而男性會成為色弱或色盲。

亦即父親是色盲及色弱，所生的男孩也會有相同的情形，而受繼承卻不發病的女兒所生下來的男孩子，一半的機率會有色盲與色弱。

但是色盲與色弱對於日常生活並不構成問題，只是這類人在社會上所受的待遇就有很大的差別，尤其是對就業時所做的種種限制，或者結婚時若被得知有此遺傳，有可能會有婚姻破裂的問題。

一般的色盲者，對於陰暗處的紅色和綠色無法分辨，所以被認為會對交通訊號的紅、綠燈誤判而影響安全。

事實上並不構成影響，只要將訊號的順序依序記住即解決問題。所以，日常生活對色盲的人而言並不會與常人有太大的差別，實在無須太過於在意。

色盲和色弱，在科學昌明的現代還沒有發現決定性的治療法，但是除了全色盲以外，一般而言對日常生活並不會有太大的障礙，所以萬一孩子是色盲，雙親也不必太過擔心。

眼睛的疾病中白內障和青光眼被認為是最可怕的疾病。

白內障是由於眼睛的水晶體變白變濁，導致光線無法進入所引起的視力障礙。大多是四十五歲過後才發生的眼疾，但也有兒童罹患的情況發生，原因多為先天性遺傳的關係，亦即如果在懷孕初期罹患風疹的話，導致此症的比率極高。

青光眼是眼球內液體壓力過高的關係，使進入眼睛的光線異常屈折所引起的，眼睛的顏色呈綠色或青色（又稱綠內障），其原有先天性、後天性的種種因素。

最近兒童近視有增加的趨勢，以前時代的兒童近視多是太用功、讀太多書的緣故，現代的兒童多看電視和打電動玩具的緣故。但是近視的人當中約有百分之五的是先天性的近視，由於出生時，眼睛表面到網膜的距離過長，到五、六歲時逐漸看不清，漸漸的近視度數逐漸加深。

其餘百分之九十五的人多是受後天環境的支配。例如，看書坐姿不正確、看電視坐太近、在惡劣的光線下過分使用眼……等。

首先，先造成假性近視再變成真近視。當雙親都有近視時，孩子繼承到近視體質的可能性很強，所以對於眼睛使用的正確方法，有注意的必要。

另一方面，遠視也被認為具有很強的遺傳性，而且度數越深遺傳性越強。而老年人由於水晶體的屈折力減退的緣故，也會有輕微的遠視。

對兒童而言，如果將遠視的強度放任不管，則有變成內斜視的可能，不可不注意。所以當孩子常常訴說看不清楚或眼睛疲勞時，就要帶去受醫師診療。

由於在幼兒期，兩眼注視物體的機能受到阻礙，未成長完全所引起眼睛焦距不正的斜視，依照位置的不同又分內斜視、外斜視、上斜視、下斜視，並被認為遺傳性很強。但是在現在已經可以利用手術來治療了。所以對於孩子有斜視的毛病，僅要早期發現早期矯正即可，不必太擔心。

耳朵的疾病

先天性失聰的人，由於無法聽聲記住語言的發音，所以變成啞吧的情況很多，但是失聰並非都是遺傳所引起的。當胎兒時期在母體中，受風疹濾過性病毒的侵害而傷及中耳，出生時就失聰的情況也有。所以在判斷上相當困難，無法與遺傳性的失聰相區別。

近親結婚所生的孩子其失聰率是非近親結婚者的七倍。

重聽的形成原因是由於中耳炎的治療拖延，導致病情蔓延所引起的。當細菌侵入中耳而發生中耳炎，與遺傳無任何關係。

中耳炎可利用抗生物質完全治好，然而如果放棄治療，有可能會導致中耳內的膿水，沒有順利途徑流出而使鼓膜破裂變成重聽。更嚴重甚至有變成腦膜炎的可能，所以有中耳炎時一定要治療到完全好為止。

第五章
自己和孩子的關係遺傳子科學有效果的活用法

「肚子疼痛」要懷疑腦障礙的理由

一般人都認為，癲癇的症狀會全身痙攣，失去意識突然倒下，口吐白沫。但是兒童癲癇症狀卻有很多種。例如，A出生後三個月均健康的成長，某日突然頭往前傾，手腳彎曲，經過腦部檢查發現是癲癇所造成的異常，亦即點頭癲癇。這種點頭癲癇通常在幼兒時期引起，但是最近發現約有百分之五十的比率能正常發育，雖然對種種的原因作過調查，但並不明確。針對這種病情實施血漿蛋白療法之後，A現在已四歲了，發作的病情截至目前未曾再發生，過著和普通的孩子一樣的生活。

正常發育的B在三歲時，突然腳部失去力量般的跌倒。之後頻繁的產生這種跌倒現象，經過腦波檢查發現是冷諾克斯症候群屬癲癇的一種。此種癲癇會持續進行，並使患者逐漸產生智能障礙的情況，是不容易治療的疾病。看來與癲癇無關的腹痛、頭痛、嘔吐等症狀，其實是癲癇所引起的自律神經受損而發作的情形，小兒癲癇是先天性的腦畸形、染色體異常或胎兒受濾過性病毒所引起的，出生後的治療若能早期發現則治癒不再發病的機率很大。

無論那一種情況，為了預防癲癇的發作，首先應該注意孩子的睡眠時間，最低不得少於七或九小時，另外游泳、馬拉松等劇烈運動最好能夠避免。為了預防有生命的危險，有關運

兒童活用的醫學新常識

容易引起癲癇的兒童注意事項
★睡眠時間不得少於
7～9小時。
★注意避免空腹，
三餐養成定時定量、攝取均衡的習慣。

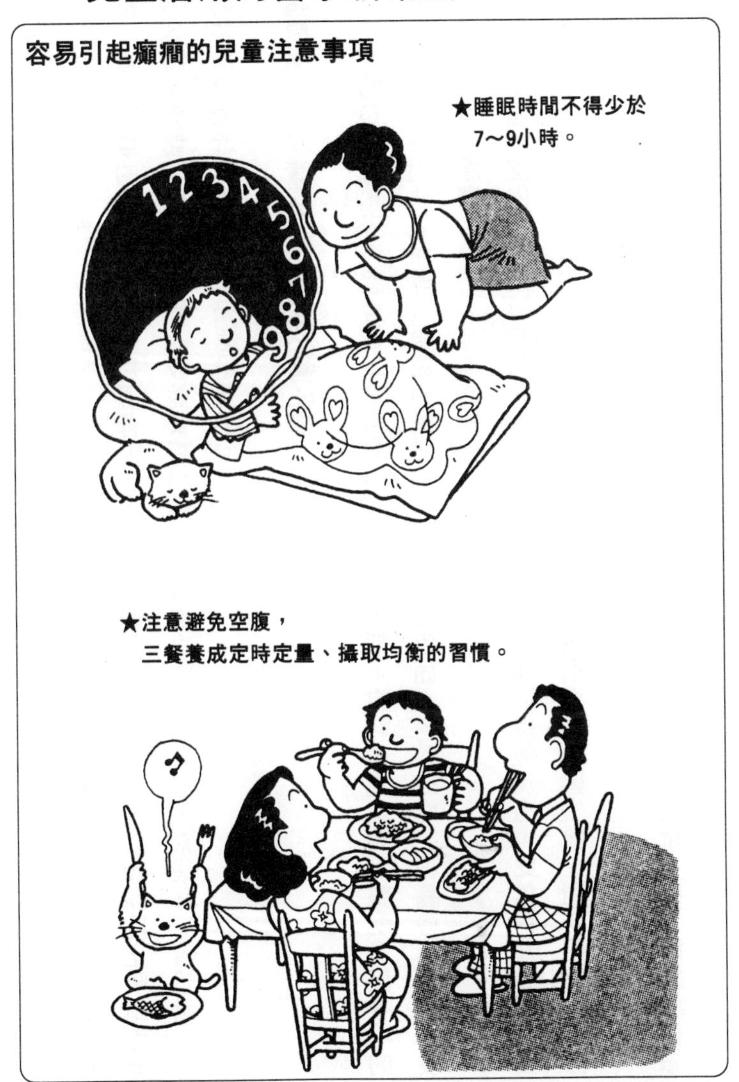

動方面的事，最好與主治醫師商談後再進行。

另外空腹與肚了餓的狀態最容易引起痙攣，所以三餐養成定時定量的習慣相當重要。然而萬一發生痙攣的情況，先檢查是否有咬住舌頭，要翹開用湯匙代替，以物品防止咬斷舌頭，另外將衣服鬆開使之能順暢呼吸並安靜平躺，三分鐘之內若能恢復正常最好，若超過三分鐘仍持續痙攣就要叫救護車緊急送醫了。

感冒氣喘兒童的體質改善法

三歲的C於去年春天感冒後，常常會引起呼吸的困難，有時因為氣喘而整晚發出咻咻的呼吸聲，嚴重時因缺氧而導致臉色和嘴唇發青，最後面色如土，意識處於朦朧昏迷狀態，被家人發現後緊急送醫治療。

氣喘是由於室內灰塵或植物的花粉，貓、狗的毛所引起的過敏反應，此外精神上和心理上的興奮和不安也會引發氣喘。如果是過敏性因素，要將引發的原因去除，同時用乾布摩擦鍛鍊皮膚。

症狀如果相當嚴重，不妨到較悠閒的地方去療養，尤其是都市的兒童，如果能生活在悠閒的農村田園，對自律神經的安定具有很大的效果。

當然，大部分的小兒氣喘，到中學生時便會自然痊癒，有些會殘留到成人。所以小孩常有氣喘時，要注意日常生活，努力改善孩子的體質。

兒童最容易受到感染的疾病是感冒，一般所謂感冒是由二百種以上的濾過性病毒所感染的輕型病症。然而，雖是輕微病症，所出現的症狀還是會打噴嚏、流眼淚、喉嚨痛、咳嗽、流鼻水、頭痛、發燒、關節疼痛等情況。

另外，二～三歲的幼兒，在進入學校後，受環境的感染最容易感冒，只是，隨年紀的增長，身體的免疫系統對濾過性病毒有很強的抵抗力，所以不容易感染。

感冒時若依賴藥物，只是暫時將症狀減輕，而無法完全根治，若要完全治好，需由人體內的免疫系統產生抵抗力將病菌消滅，所以多休息、多喝開水也是很重要的方法。而避免感染的預防方法則是常漱口，養成洗手的好習慣。

增強免疫系統的抵抗力，要從嬰兒時期就開始鍛鍊。不要讓他穿太多的衣服，大約是比大人多一件衣服的程度即可。如此一來可養成孩子皮膚對空氣的抵抗力。睡覺時要特別注意的是，由於睡覺多在吃完飯、運動後，此時身體的體溫還很高，若蓋上棉被，孩子會太熱流汗，等汗冷了之後，容易引起感冒。

所以睡覺時先蓋上一條毛毯，等三十分～一個鐘頭後再蓋上棉被，這種作母親的細心關愛是有其必要的。

夏天時利用冷氣來降低室溫是現代家庭中必備的，但是不要讓空氣直接吹到身體，最好是先碰到牆壁之後再反彈散開，而電風扇也是同樣的道理。

另外，值得注意的是有關溫度調節。孩子皮膚表面血液如果以身體的比率來說比大人還多，所以血管內的溫度散熱也較大人快。大人有時認為適合的溫度，對孩子來說並不適合，所以最好高出大人的二～三度爲最恰當的溫度。有關這些日常瑣碎的問題，如果都能注意到，也就能增強孩子的體質，不容易受感冒的感染了。

扁桃腺炎多在兒童時期發生，昔日的方式是採取切除的手術，但現今的觀念多認為切除後會對身體有不良的影響。

扁桃腺炎的症狀是喉嚨疼痛、發高燒、無法下嚥任何食物。若此種狀態持續二十四小時以上，有受醫師診斷的必要。若疏忽放任病情進行，會轉變成風濕熱和急性腎炎等合併症，所以有其注意的必要性。

但是扁桃腺炎，由於十幾歲時的抗力漸強，所以不容易引起此症。只是，六歲到七歲時若扁桃腺肥大，多是為保護呼吸器免受細菌侵入的自然現象，不必慌亂。

平常注意健康，多做全身的鍛鍊和體力的培養，同時避免睡眠不足或過度辛勞，不吃太

兒童活用的醫學新常識

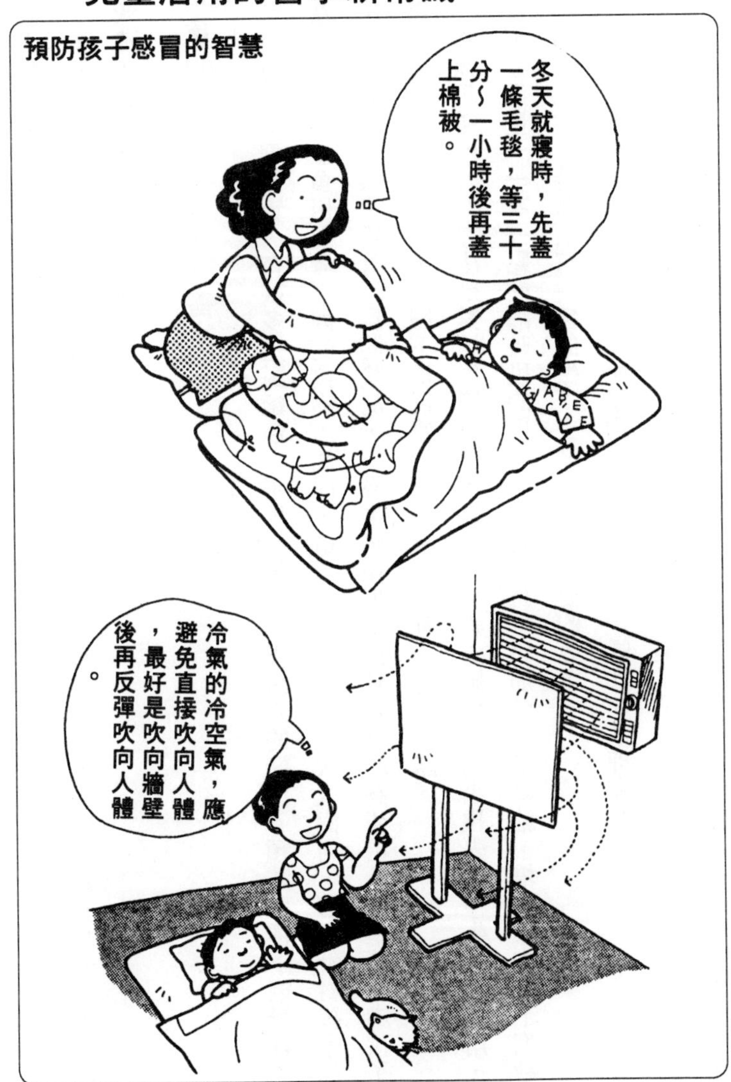
預防孩子感冒的智慧
冬天就寢時，先蓋一條毛毯，等三十分～一小時後再蓋上棉被。
冷氣的冷空氣，應避免直接吹向人體，最好是吹向牆壁後再反彈吹向人體。

甜的食物，多吃維他命C的食物，注重飲食的攝取均衡等。都是預防扁桃腺發炎的方法。

若萬一有扁桃腺炎的症狀發生，要儘量保持室內溫暖與安靜，補充足夠的水分，用漱口藥水或濃茶不斷的漱口或服用消炎劑。

兒童的下痢體質改善法

兒童的下痢體質，有很多是對麵包、蛋糕、牛奶或蛋敏感的情況。預防此種下痢最好的方法，便是禁止食用引發下痢的食物。然而，這方法如果是針對大人尚可，若要針對孩子的話，恐怕會產生孩子營養不良的狀況，因為牛奶和蛋均是營養高的高蛋白，但是若要讓孩子食用又會下痢，所以想出克服下痢體質的方法是母親唯一可行的路。

達到此種目的的方法是對於牛奶蛋白不耐症（牛奶過敏症）的小孩先暫停牛奶的飲用，然後不要過量，一次一點間隔時段的供給，或者是將牛奶加溫少量供給，培養體中對下痢敏感物的抵抗力，持續而有耐性的做下去就能達到所要的效果。

然而，對於奶糖不耐症和牛奶蛋白不耐症的孩子，該如何處理呢?

首先，應該知道其排便的次數是否與常人不同。如果孩子下痢的次數一天不超過四～五次，而且體重有增加的趨勢，就不用擔心，也不用對食物做任何的限制，下痢的症狀會自然

兒童活用的醫學新常識

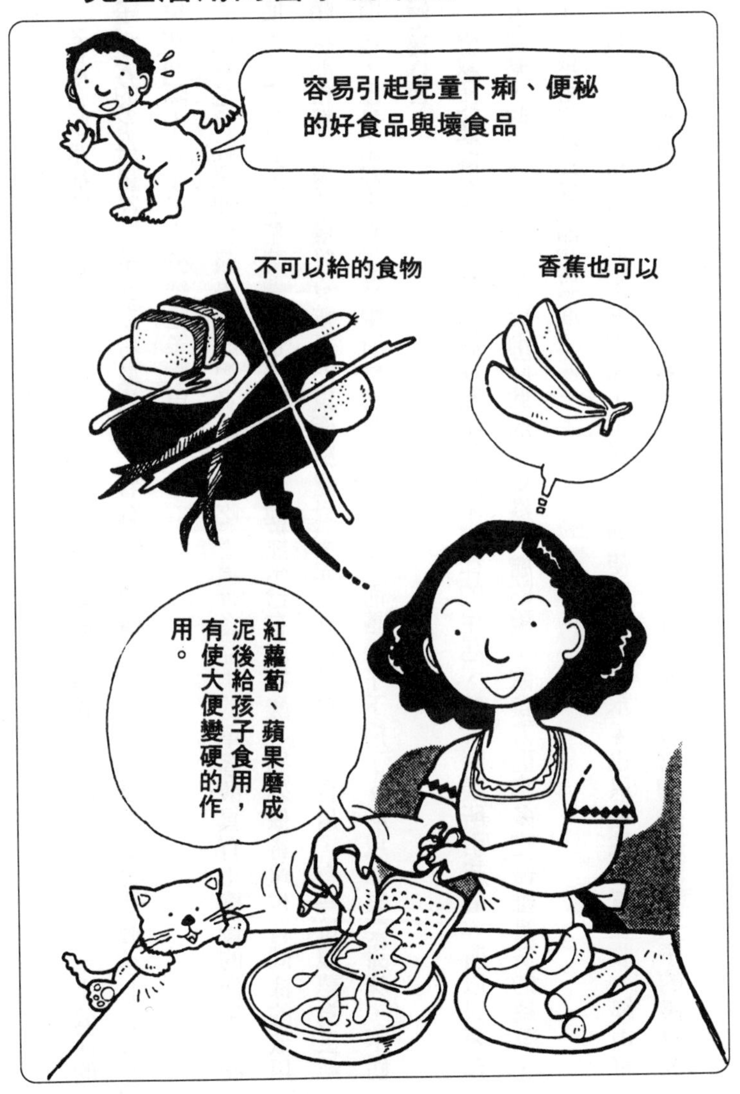
容易引起兒童下痢、便秘的好食品與壞食品
不可以給的食物
香蕉也可以
紅蘿蔔、蘋果磨成泥後給孩子食用，有使大便變硬的作用。

痊癒。

若是有脫水症狀，就要補充氯、鈉等身體所需要的電解質飲料給予飲用。體重十公斤的孩子一天的水分量在一千cc左右最適當，若有嘔吐的情況則減少數量分多次供給。十～二十cc每次間隔十五～二十分鐘給予飲用。

或者是將紅蘿蔔和蘋果磨成泥煮給孩子吃，這種食品中的單寧酸具有止痢劑的作用，能夠使大便變硬，又紅蘿蔔煮湯也是可以。其他像茶含有單寧酸，另外像香蕉也有同樣的效用。相反的柑橘、蔥等纖維質較多的東西應儘量避免，砂糖類更不該食用，有些母親認為蛋糕易消化，但是未顧慮到蛋糕中所含的甜糖，所以反而讓孩子下痢了。所以如果要甜味，不妨以蜂蜜代替。

導致便秘的原因，常是由於運動不足或不規律的生活、精神緊張所引起的。所以只要作適度運動，將生活規律化就能消除此疾。更進一層的說：飲食方面應多吃纖維質多的蔬菜、水果、或容易催便的醋和奶油。

有些母親誤信喝水能消除便秘，但實際上即使喝大量的水，也只是被腸胃吸收，經由腎臟轉變成尿被排泄出來而已，絲毫沒有軟便的作用，仔細研究食物的供給，使孩子的體質改變不少，然而等到孩子稍微年長，便秘的毛病也會自然消失了。

兒童糖尿病無法靠食療法治癒

兒童糖尿病常在學校作尿液檢查的偶然情況下被發現，或是意識突然消失而昏迷的情況下，才被發現有糖尿病。

D是小學六年級的女學生，某日午餐後仍繼續上課，午後三點時突然發現她失去意識地倒臥在課桌上，立即被送到醫院。

我發現她頻頻產生痙攣現象，並有疑似腦出血的意識消失症狀，但是發現她口中有丙酮的臭味，並從尿中檢驗出異常的血糖過高，而判定是糖尿病。她的母親在了解病情之後顯現出難以置信的表情。

兒童糖尿病與成人不同的是，孩子多是依賴胰島素型糖尿病。當胰臟所分泌的胰島素不足或無法被製造出來時，會使血液中的葡萄糖值升高形成糖尿病，而依賴胰島素型的糖尿病必須使用胰島素注射才有效，不能僅靠飲食療法。

其實，飲食療法對糖尿病的控制佔有很重要的地位，但是由於孩子無法控制自己的口慾，所以作母親的應該儘量選擇低卡路里的食物讓孩子攝取，並要求孩子配合。

另外，不要認為有糖尿病，就要求孩子要待在家中不能外出遊戲或運動，其實適度的運動有助於體內的糖份燃燒，促使血糖降低。但是過份激烈的運動反而會得到反效果。尤其是胰島素注射之後，若激烈運動，會使血糖急劇下降，變成低血糖症。此時人體會呈現休克狀態臉色蒼白、脈搏跳動快速、意識逐漸消失。所以運動與否應該視血糖值而定，並且要記住空腹時忌做劇烈運動。若有前述低血糖症狀時只要供給甜飴使用就可以了。

高血壓體質兒童的母親注意事項

兒童會高血壓幾乎是不可能的事，但是，如果由於腎臟病而染上二次性高血壓症，卻有可能。例：慢性腎炎時，突然高燒來襲使腎盂腎炎轉變成高血壓的情況很多。

高血壓沒有主要的症狀故不易被發現，但是放著不管會使心臟負擔加大，產生危險。所以如果是二次性的情狀，只要將引起高血壓的腎臟病治好，血壓自然會下降。然而對於其他情況該如何應付呢？

孩子若具有高血壓體質的遺傳，作父母的要對孩子所攝取的食鹽加以控制，使其習慣淡的味道。另外像奶油、豬油等動物性脂肪要避免讓孩子食用，必須要注意的是吃過多的肥胖兒，會導致血壓高，而不吃太多、多運動就能預防引發高血壓，所以這是作母親的人所要注意孩子患上成人病的基本方法。

兒童活用的醫學新常識

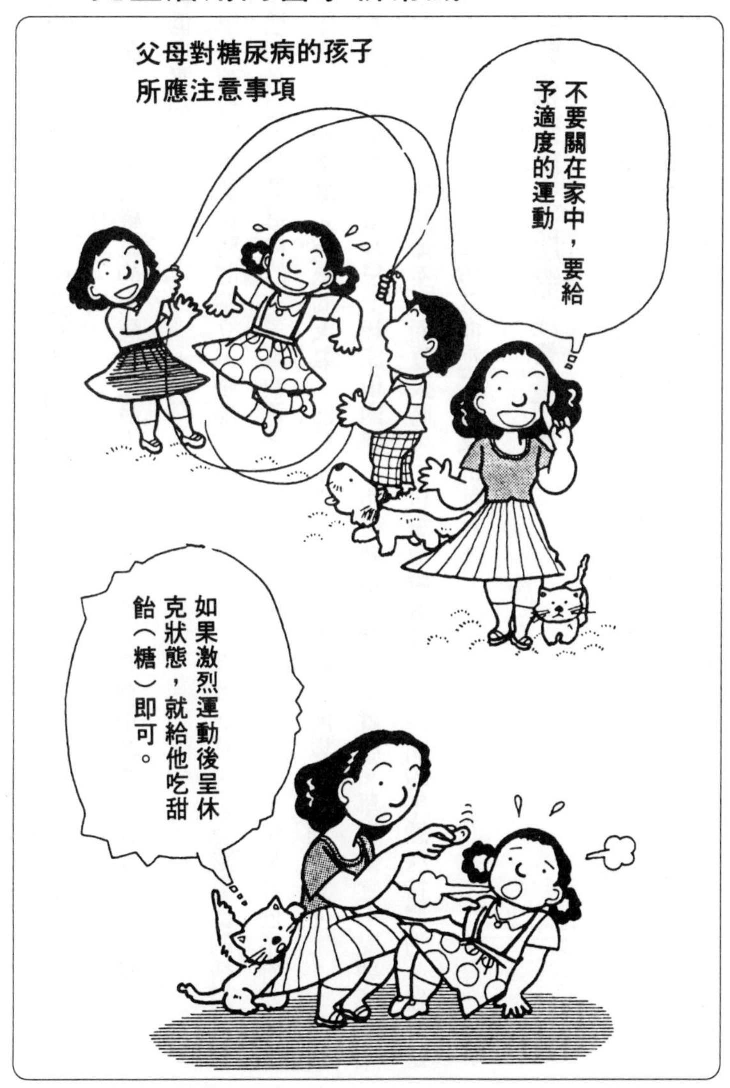
父母對糖尿病的孩子
所應注意事項
不要關在家中，要給予適度的運動
如果激烈運動後呈休克狀態，就給他吃甜飴（糖）即可。

低血壓體質兒童所應教導的習慣

低血壓雖不是很嚴重的疾病，但令人苦惱的是，起立時會引起失神甚至暈倒。此稱為起立性低血壓症。

學童朝會時由於長時間站立，腦部血液的流量減少，導致突然失去意識暈倒的情況，有其注意的必要。對於這樣的孩子雙親不要太過於勉強，並要教導孩子當感覺身體不舒服時要趕快休息。尤其是夏天炎熱的天氣，血管擴張大，容易失神，所以要特別注意。

低血壓兒童的特徵是早上起床很困難，所以要培養晚上早就寢，早上最遲七點要起床的習慣，養成一定的生活節奏。而夏天時，可以讓他躺著睡個短時間的午睡保持體力。雖然這些事項很繁瑣，但卻能預防低血壓所帶來的症狀。

痛風雙親對孩子所需注意事項

一位五十歲的男性，某日半夜忽然右腳的小腳趾頭紅腫而且痛得無法成眠，不知該如何？翌日早上經醫師診斷，血中檢出尿酸異常高，被判為痛風。

痛風不可能出現在兒童時期，但是對於有家族性高血壓的人，要從孩子時期就注意飲食

兒童活用的醫學新常識

● 父母對高血壓孩子的注意事項

對食鹽加以控制，使其習慣淡的味道
不要吃太多變成肥胖兒，要經常檢查體重

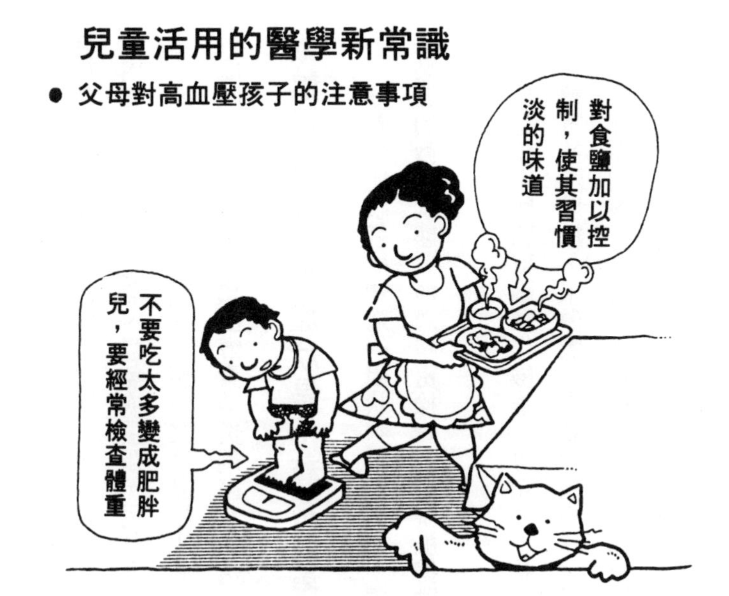

加工食中所含的食鹽量

食　品　名	100g中的食鹽量(g)	標準量	標準量重量(g)	標準量中含食鹽量(g)
土司	1.3	1/ 6片	60	0.4
小魚干	1.9	中1尾	40	0.4
竹筴魚干	3.0	中1枚	80	1.7
鹹鮭魚	8.1	1片	60	4.9
魚卵干	11.9	1大匙	5	0.6
鱈魚	6.6	1/ 4條	20	1.3
鹹烏賊	11.4	1大匙	17	1.9
烤竹輪	2.5	1/ 4個	25	0.6
油豆腐	2.0	1小塊	60	1.2
香腸	2.3	1條	15	0.4
火腿	3.3	1片	20	0.7
鹵肉	2.8	三角形1個	25	0.7
醃蘿蔔	7.1	2片	16	1.1
梅干	20.6	中1個	8	1.2

的限制。痛風是由於分解氨基酸的酵素不足，使氨基酸結成塊狀留在血管中，當壓迫到關節神經時便會引起劇烈的疼痛。所以，要避免食用含有氨基酸過高的食物，例如：肉類、肝臟、內臟、小牛肉、魷魚、鰻魚或蛋類，另外含氨基酸較多的果菜類也要注意。

還有，要多飲用開水，使尿酸結晶隨尿液排出體外，如此一來便能預防引發痛風。若已有症狀時，可服用非類固醇素消炎劑來減低病情。

微熱不退的發燒症狀是不尋常現象

一看到症狀就能知道的甲狀腺腫。例如：國中二年級的Y女生。體溫呈現連續二個月三七點五的微燒狀態，經過精密檢查，發現脈搏跳動次數異常、前頸部有稍腫，並且感覺身體很熱。

於是將甲狀腺賀爾蒙作檢查後得知，甲狀腺素異常高值形成凸眼性的甲狀腺腫。其他方面，體重並沒增加，未做劇烈走動感到心悸、眼睛凸出等症狀是其病名由來。

青春期的孩子，尤其是女孩子有很多都曾患有此症，而這種病並無預防法，僅能發病時以藥物治療，或用手術切除，之後大多能恢復健康的身體，所以不必太擔心。

兒童活用的醫學新常識

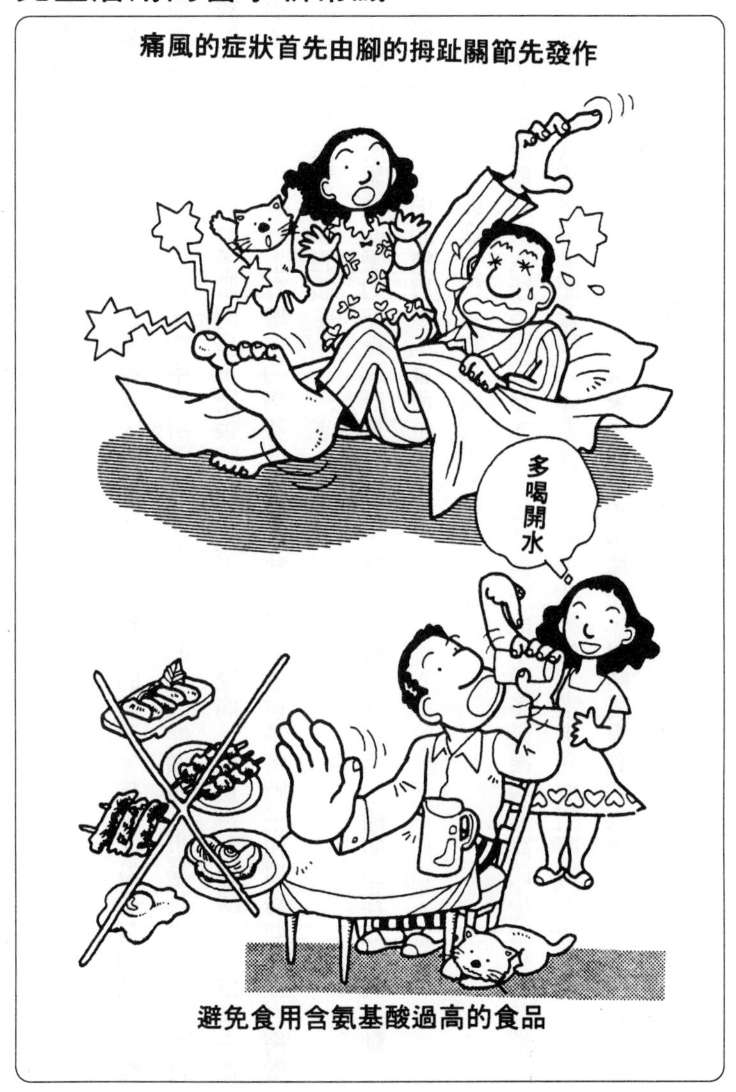

痛風的症狀首先由腳的拇趾關節先發作

避免食用含氨基酸過高的食品

兒童頭痛與肩膀酸痛的原因

最近訴說著頭痛的孩子越來越多，尤其是小學高年級的孩子。其中部份也有因為家族性腦血管擴張的偏頭痛，但是學校生活所造成的欲求不滿的心因性頭痛，也是其中之一，而且由於壓力的緣故，使脖子肌肉呈現緊張狀態，而引起肩膀酸痛。兒童會肩膀酸痛，這聽來似乎很不可思議，但實際上有增加的趨勢。當頭痛時，可以讓孩子將脖子和肩膀前後左右稍微運動，便可解除暫時性的頭痛。

所以孩子所累積的壓力在得到紓解的同時，應該教導其在日常生活中要作適當的運動，改變壓力的心情，則頭痛自然不會產生。

然而，雖然是頭痛，但也有腫瘍的可能性。

孩子的腦腫瘍和大人所不同的是大人大腦腫瘍，而小孩多是後腦蓋窩的小腦和腦幹部份形成腫瘍，並且腫瘍會從頭蓋移到頭蓋骨底部的小孔部位，當小孔被閉塞時，腦壓會急遽上升，頭痛產生的同時，會有嘔吐現象，並且走路搖晃，眼睛所看到的景物會有雙重現象，當發現有這些症狀產生時，要緊急作腦部的精密檢查，以求早期發現早期治療。

兒童活用的醫學新常識

孩子頭痛時伴隨而來的危險症狀
★頭痛時也產生嘔吐現象
頭痛
★走路搖晃
★視物時出現
雙重影象

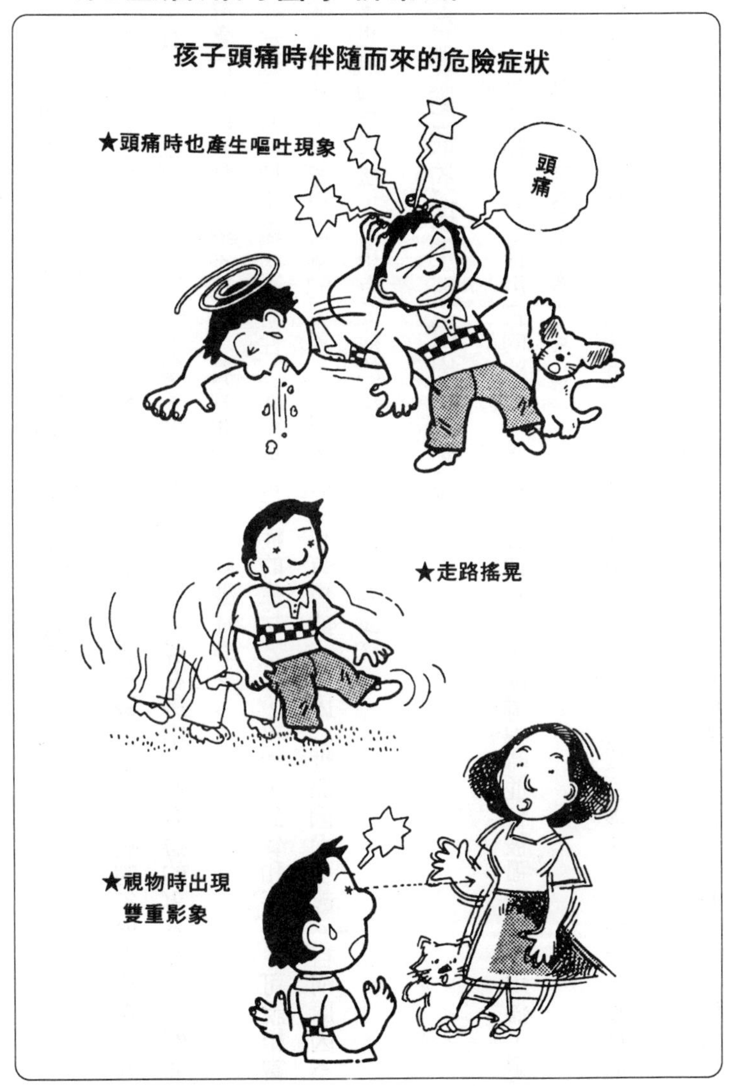

穿著污濁衣物也毫不在意的女子危險訊息

精神分裂症的症狀很多不能一概而論，但有很多是屬於破瓜型。發病的年齡大約在十五歲左右。沒有原因的莫名拒絕上學、逃避他人、一個人躲在房中、對身邊的事不介意，例如：身著污濁的衣物而毫不在意，看到類似這種人就要注意。

這種人的性情焦慮、沒耐性，除精神官能症的症狀之外，再加上幻覺和妄想，可說相當危險。雖然不能忽視遺傳的要素，但學者認為也有可能完全因心理原因而引起。目前原因不明，也無預防方法，若患有此症的孩子要避免他一人孤立。

患有憂鬱症的孩子所發出的訊息

無論是誰都會有心情沮喪的時候，當這種心情無法排除擺脫時並會被孤獨感所煩惱，更甚者選擇自殺作為逃避的途徑。

青春期的青少年，最容易患此憂鬱症，常由於愛人死掉、戀愛受波折、感情受打擊而成為導火線，嚴重的時候會以自殺來了結。

這種症狀，沒有精神、沒有食慾、睡不安穩、不願見人或與人談話，並多在早上起床時

兒童活用的醫學新常識

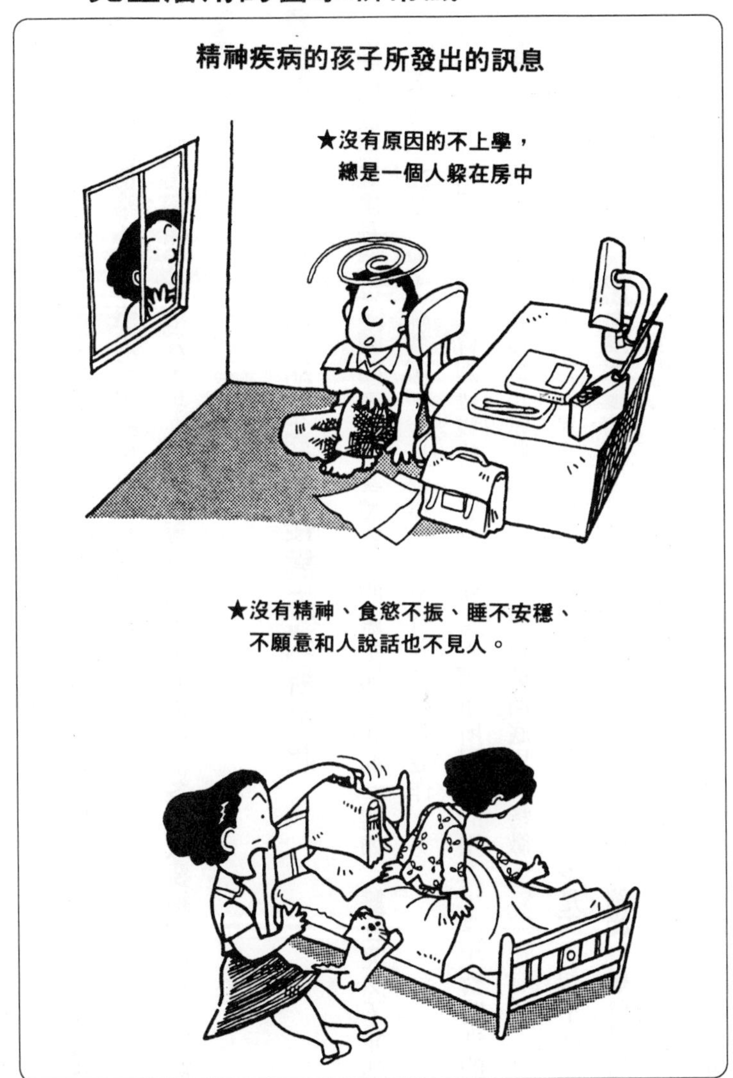
精神疾病的孩子所發出的訊息
★沒有原因的不上學，
總是一個人躲在房中
★沒有精神、食慾不振、睡不安穩、
不願意和人說話也不見人。

會訴說身體不舒服，不想離開床舖。當然，更不想去上學。

而這些都是憂鬱病患者所發出的訊息，所以對這些患者不要強迫他到學校去，否則這些人有可能會因為情緒不安，陷入孤獨的世界，甚至自我了斷以求解脫。

憂鬱症有時可經由愛情治好，現在利用抗鬱劑而治癒的情況很多，只要細心注意和照料不必擔心此病。

兒童歇斯底里症是由於幼兒期的接觸方式所引起

所謂的歇斯底里是哭泣、喊叫之外，身體莫名的產生異常狀況。例如：雙腳突然不能站立、手腳麻痺不能動，或手腳發麻、全身發抖，甚至有些會全身發作。

當小孩的情緒不安定時，會因雙親的小責備或與友人相爭所引起的壓力，產生暫時性的歇斯底里症狀，但是立刻會恢復到正常狀態，此即爲兒童歇斯底里的特徵。

歇斯底里的原因是由於對壓力的異常反應所引起的。孩子會有此情況多是因為親子關係有問題。孩子在沒有愛情或過度保護的環境下所養育長大，都有可能發生。例如：嬰兒雖然牛奶喝的很多但卻很瘦，這種症狀就是所謂的親子分離症。由於孩子和父母親之間有問題，而引起突然倒下的情況很多。有時會被誤為癲癇，但視其未失去意識而不受傷的倒下法，可

兒童活用的醫學新常識

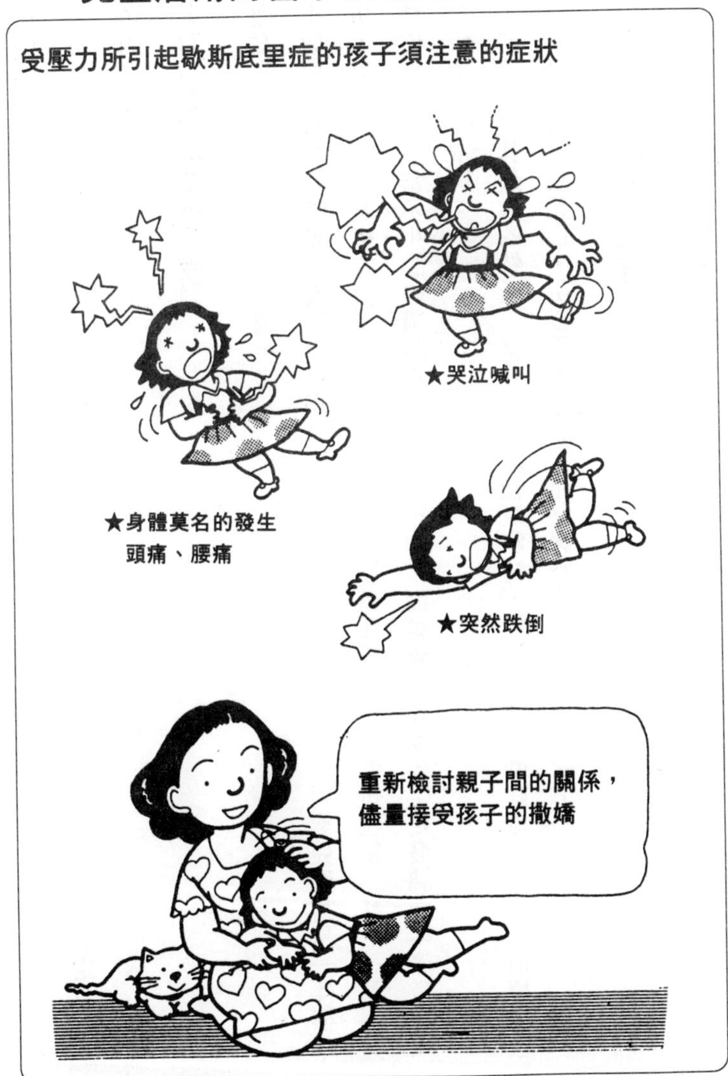
受壓力所引起歇斯底里症的孩子須注意的症狀
★哭泣喊叫
★身體莫名的發生
頭痛、腰痛
★突然跌倒
重新檢討親子間的關係，
儘量接受孩子的撒嬌

知不是癲癇。

有此徵兆時，親子關係要從根本重新檢討。恢復孩子對父母的信心，使心情安定，就不會再有類似的情況。

從小刀傷發現血友病

血友病是男性才會有的一種疾病。

小嬰兒在會爬的時候，就可以發現是否有血友病。一般而言爬行對嬰兒而言是一件很平常的事，但是對有血友病的孩子而言，爬行卻會使膝蓋和手肘出現紫斑現象，甚至一點小刀傷也會血液不止。當不小心碰撞時也會引起內出血，而轉變成挫傷，手足發腫而疼痛數天，此即為所謂的血友病。

出血不正是其最大的特徵，當發現有這種症狀時，要立刻請醫師診療。現代的治療法發達，只要發覺就不致死亡，所以不曾聽聞因血友病所造成的身體障礙了。

小兒癌症需早期發現

小兒癌症中最常見的是「血液癌」，亦即白血病。

兒童活用的醫學新常識

孩子有下列症狀時不可忽略

膝蓋和手肘出現紫斑，
受一點傷即血液不止

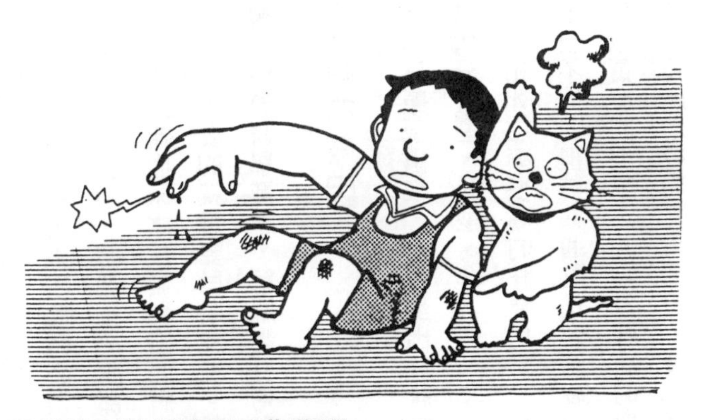

孩子的惡性腫瘍要早期發現

容易疲勞、食慾不振、
原因不明的高燒，是白
血病初期症狀

白血病的初期症狀是臉色發白、容易疲勞、沒有食慾，常發生原因不明的高燒。更進一步，皮膚出現紫血斑、頸部淋巴腺腫大，此時必須做血液檢查看是否是白血症。

另外，有所謂的神經芽細胞腫，常發生於腹部，患者會出現食慾不振、發燒、關節疼痛等現象。還有腎芽腫，常因為血尿才被發現出此病。

像這些惡性腫瘤，最重要的就是要早期發現。所以當孩子有臉色不好、腹痛，或頭痛現象時，千萬不可忽視。由於醫學發達，早期發現完全治癒的可能性越來越大。

妊娠中不可吃生蚵的原因

肝臟有毛病時不容易顯現出來，當顯現出症狀時，已經是進入嚴重的狀態了。

如前所述，肝臟病分A型、B型、非A型、非B型以及急性肝炎、慢性肝炎及肝臟中積存大量脂肪的脂肪肝，和死亡率很高的肝硬化。

每種肝病多少都有不同，但其共通點是容易疲倦、提不起勁、精神不旺盛有倦怠感。並且眼白的部份變黃類似黃疸的現象，此均為肝病的典型特徵。

另外，由濾過性病毒所造成的肝病情況，最初有類似感冒的症狀，發燒、頭痛、關節痛、嘔吐、食慾不振、上腹部壓痛等症狀會同時出現。

一般而言，A型是受不潔的排泄物或受污染的食物和水所感染的情況較多。而B型的情況，有很多受母親所感染，亦即胎兒出生時在產道受到感染。所以，不要食用含有濾過性病毒多的食物，尤其是妊娠期中的產婦，應該不要食用生的貝類，最好是炒過或炸過再吃比較安全。現在由於B型肝炎的疫苗已開發成功，說不定在不久的將來B型肝炎會消失吧！然而，據聞帶菌者仍有三百萬人以上，不可不注意。對肝臟體質較弱的人而言，定期的血液檢查是很重要的。

兒童盲腸炎的症狀不僅是腹痛

盲腸炎（闌尾炎）因為手術簡單，到了近代已不被認為是一種疾病，但是兒童的情況，卻不能以如此簡單的想法被忽略。

兒童盲腸炎和成人所不同的地方是，並不會出現和大人一樣右下腹部疼痛的典型症狀，而以嘔吐、發燒、下痢，全腹部疼痛症狀出現。因此常被忽略，等到發現時已引起腹膜炎。

當孩子訴說腹痛時，可在其手指的腹部位置用力壓，如果是劇烈疼痛的情況，就無疑問是盲腸炎。而且，不僅腹痛並有高燒、頻頻下痢的情況時，可斷定是盲腸炎，要請醫師診治。

由於引起盲腸炎的原因不詳，所以至今還無預防法，只有早期發現是最重要的。

有關膽結石方面，由於兒童時期不可能發生膽結石的情況，所以沒有擔心的必要。然而近親中若有膽結石出現的情況，孩子長大成人後就有可能會有膽結石，這點倒是值得注意。因此要避免暴飲暴食，並從某個時期開始指導對食物的習慣，特別是都市的孩子。

膽結石是由於膽汁中膽固醇過多所引起，所以作母親的要避免讓孩子食用膽固醇過多的食物，並從此讓孩子養成習慣，以預防膽結石發生的可能。

母親的稍微注意就可防止孩子近視

色盲、色弱在現今還沒有決定性的治療法。然而除了全色盲以外，本人於周圍的生活環境和意識，及日常生活上都不會有任何的障礙。

近視是由於先天性的眼球前後徑過長所引起的真性近視，而入中小學後長時間的閱讀也會造成，最近因後者的原因所引起的近視有越來越多的趨勢。

基本的預防法就是不要太過於使用眼睛。例如看電視的時間太長、或太接近電視機、在暗的地方看書，都會使眼睛變近視。所以限制看電視的時間和距離，讀書的姿勢要正確，讀書時打開室內的燈光和枱燈使光線充分照明，這些都是作母親的人所應該注意的。當眼睛疲勞時，可以輕輕的在眼皮上揉揉減輕眼睛的壓力。另外，聽說一天一次讓眼睛凝視遠方的物

兒童活用的醫學新常識

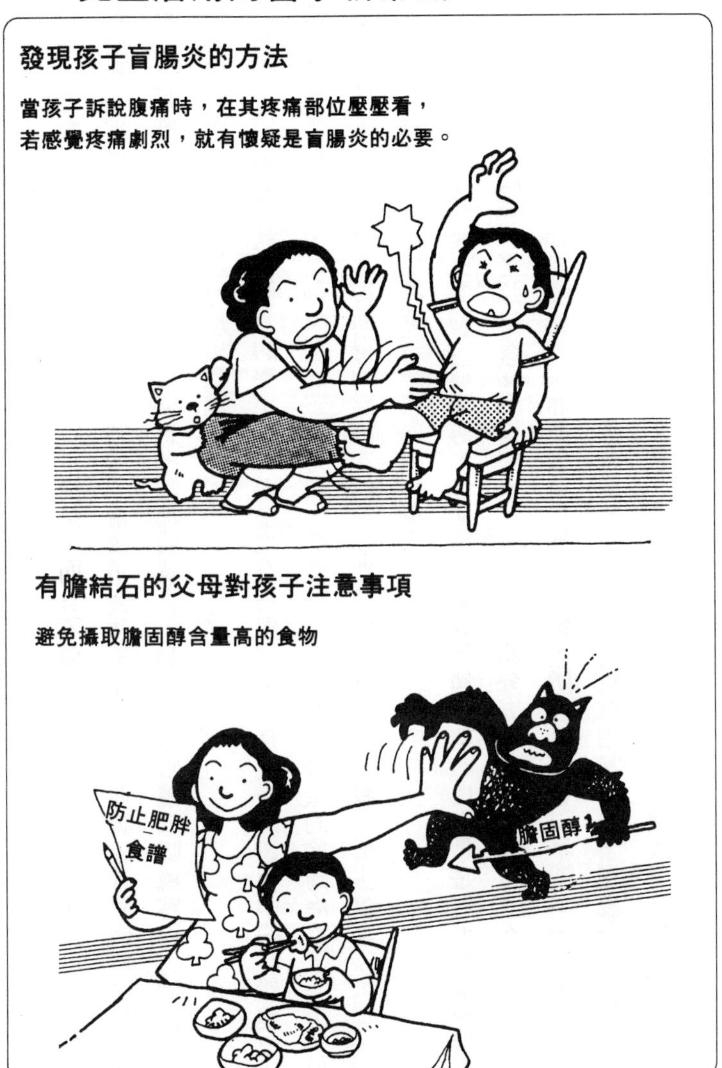
發現孩子盲腸炎的方法
當孩子訴說腹痛時，在其疼痛部位壓壓看，
若感覺疼痛劇烈，就有懷疑是盲腸炎的必要。
有膽結石的父母對孩子注意事項
避免攝取膽固醇含量高的食物
防止肥胖
食譜
膽固醇

體，也具有放鬆效果。

另一方面，遠視和近視一樣都會看不清楚，而且不僅老人會有此毛病，幼兒也可能會有，若放著不管會轉變成斜視或弱視。例如，當孩子突然不愛讀書，並訴說著眼睛疲勞時就要注意了，眼睛是人體五種感官中最能刺激腦部的感官，利用隱形眼鏡或眼鏡將視力矯正過來，使其能看清楚一切東西也是相當重要的。

斜視，出生後未滿三個月的孩子，有很多都有斜視現象，是成長的過程中的必然現象，暫時性的無須擔心，但是如果超過三個月後，仍然是斜視就要受醫生的診斷治療了。由於現在手術發達，可以利用手術而得到矯正。但是腦性痲痺也會引起斜視，須注意。

眼睛的疾病中最可怕的應該是白內障和青光眼。

白內障是水晶體變白濁的一種疾病，會使視力減低。幼兒期的白內障是先天的情況很多，由於視覺機能降底，應及早接受手術治療，將白濁的部分去除。手術容易，不至有生命危險，若放任不管會使視力降低，反而使日常生活不自由，所以早期發現早期手術最重要的。

青光眼是由於眼睛內眼壓過高的一種疾病。其症狀的反應相當劇烈，在視力降低角膜混濁的同時，眼睛會激烈疼痛、充血。更惡化時會有頭痛、嘔吐、瞳孔放大呈綠色狀。若放著不治療五～六天之間，恐怕會有失明的危險。

孩子活用的醫學新常識

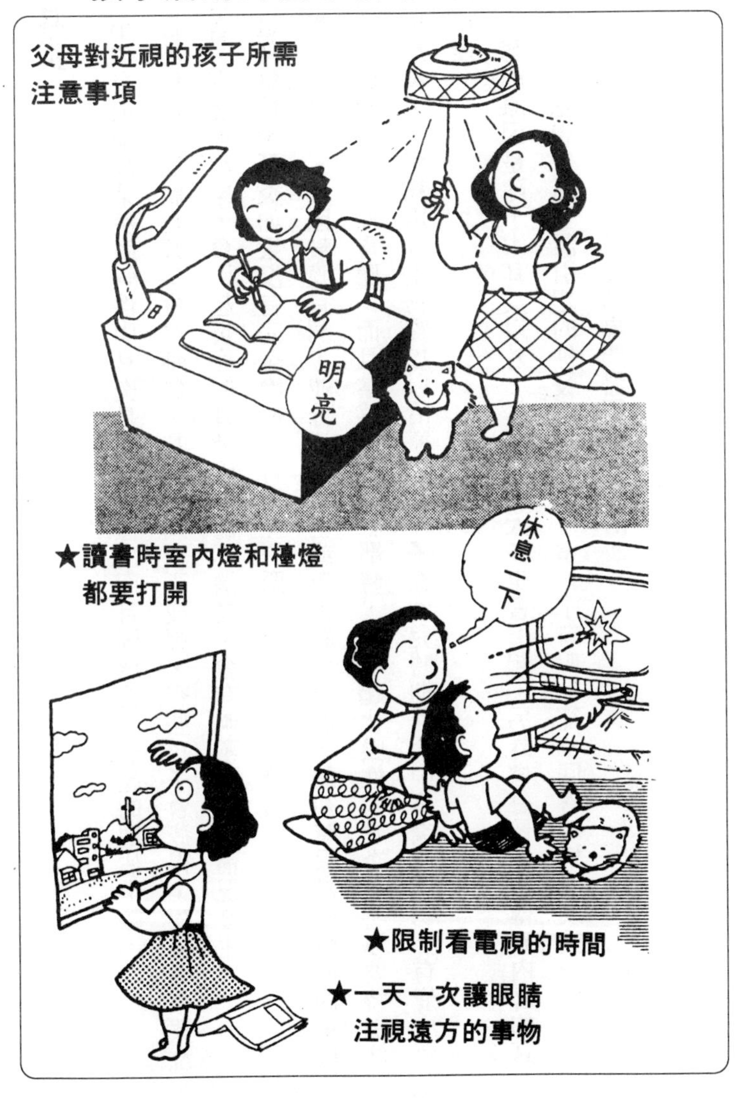
父母對近視的孩子所需
注意事項
明亮
★讀書時室內燈和檯燈
都要打開
休息一下
★限制看電視的時間
★一天一次讓眼睛
注視遠方的事物

中耳炎

小孩有很多耳朵疾病急性中耳炎是其中一種。而且因感冒所引起的則佔半數。這種疾病的症狀是耳朵會有刺痛，甚至痛到夜不成眠，有些孩子會痛得半夜醒過來哭泣。再者，有發燒現象，會引起炎症的耳朵因為聽不清楚，會有叫不回答的情況發生。

這種急性中耳炎如果沒有完全治療，有慢性的惡化引起重大障礙的可能性。慢性中耳炎，是因鼓膜有洞，並分泌出黃色或灰色的分泌液。最初時只是暫時性的重聽，若不治就變成永久性重聽，而且當感染到達腦部時，會引起化膿性髓膜炎，所以要特別注意。早期發現，可利用抗生物質加以治療。當孩子在幼兒時期若因中耳炎而重聽，有變成啞巴的可能。

重聽的原因是除了中耳炎以外，耳垢聚積太多也會引起，另外像聲音無法傳到內耳的耳硬化症，因腮腺炎感冒所引起的併發症……等。當孩子有叫他卻不回答的情況或說一些莫名其妙的話，發生數次時就要請專門醫師為他診治。

會遺傳與不會遺傳的疾病一覽表

遠　視	受遺傳的影響很強，當度數強時有一定程度的遺傳影響。
花粉過敏症	受植物或花粉而引起過敏，是劣性遺傳。
癌	雙親癌症的體質會遺傳給孩子，但飲食生活和環境所引起的情況多。
肝　炎	無遺傳性，由濾過性病毒所引起的肝炎，胎兒會受到感染。
肝硬化	壓力原因，無遺傳性。
近　視	有遺傳的可能，但大部分受生活環境的影響。
藥物過敏	對盤尼西林抗生物質的過敏是無遺傳性的。
血友病	血流不止，伴性劣性遺傳。
高血壓	體質會遺傳，但鹽分攝取過多的飲食生活也是其原因。
痔	無遺傳性，保持清潔即可。
色盲	男性壓倒性的多，女性很少，是伴性遺傳。
濕疹	化學纖維衣物下所引起的濕疹人數漸多，遺傳性原因不明。
斜　視	小孩時的情況較多，遺傳性強，手術可治療。
神經痛	與遺傳無關，平常多運動便能防止。
心臟畸形	動脈管開存心房，心室中隔欠缺，先天性的心臟畸形。
心臟病	要求心臟過度運動所引起的，與遺傳無關是生活態度問題。
蕁麻疹	各種原因所引起，除心理上的也有遺傳上的。
精神分裂症	會受精神分裂病的氣質遺傳，在極度壓力下引起發病。
紅面性	說是遺傳，不如說是精神方面的問題。
氣　喘	具有氣喘的體質，除非是發病條件相同，否則不會發病。

先天性聾啞	聾啞不一定會。孕婦若感染風疹，則孩子是聾啞的情形很多。
躁鬱病	周圍細微的事物會成為躁鬱病的主因，與父母具有共通之性格。
白痴症	染色體比別人多一對的原因所形成的，多為高齡產婦所生。
膽結石	並非依遺傳的法則，而是依體質的遺傳。
中耳炎	細菌的原因。不用擔心遺傳，嚴重時引起重聽和腦膜炎，要完全治療才行。
盲腸炎	繼承父母容易引起盲腸發炎的體質，疾病本身並不遺傳。
痛　風	體質的遺傳，但飲食生活和壓力原因引起的情形很多。
低血壓	由很多因素所形成，但並不符合遺傳的法則，平日多訓練身體可改變體質。
癲　癎	疾病本身並不會遺傳，孩子受父母體質遺傳。
糖尿病	疾病本身並不遺傳，但體質會遺傳。
動脈硬化症	脂質的代謝會遺傳，但飲食生活要素居多。
腦性小兒麻痺	大部分與遺傳無關，多為在胎內受放射線和濾過性病毒感染所引起。
白內障	會遺傳的眼疾，過45歲才發病的情況多，偶爾也有幼兒發病的例子。
凸眼性甲狀腺腫	素質會遺傳，因某種原因而發病，可用現代治療法加以改進。
白血病	被稱為血液癌，孩子癌症中比率最高的。與遺傳無關。
歇斯底里	壓力為因素，親子之間的關係最重要。
偏頭痛	具有遺傳的要素，然而除非重大症狀的偏頭痛，否則不必擔心。
兔　唇	由遺傳或母體營養不良所引起，可以利用手術治好。
蛀　牙	容易受蚌蟲侵襲，較弱琺瑯質的牙齒體質會遺傳，但多攝取鈣質可改變體質。
夜盲症	先天和後天的原因都有，暫時性夜盲症是由於維他命A不足的原因。

大展出版社有限公司	圖書目錄
地址：台北市北投區（石牌） 致遠一路二段12巷1號 郵撥：0166955～1	電話：(02)28236031 28236033 傳真：(02)28272069

・法律專欄連載・電腦編號58

台大法學院　法律學系／策劃
法律服務社／編著

1. 別讓您的權利睡著了1　200元
2. 別讓您的權利睡著了2　200元

・秘傳占卜系列・電腦編號14

1.	手相術	淺野八郎著	180元
2.	人相術	淺野八郎著	180元
3.	西洋占星術	淺野八郎著	180元
4.	中國神奇占卜	淺野八郎著	150元
5.	夢判斷	淺野八郎著	150元
6.	前世、來世占卜	淺野八郎著	150元
7.	法國式血型學	淺野八郎著	150元
8.	靈感、符咒學	淺野八郎著	150元
9.	紙牌占卜學	淺野八郎著	150元
10.	ESP超能力占卜	淺野八郎著	150元
11.	猶太數的秘術	淺野八郎著	150元
12.	新心理測驗	淺野八郎著	160元
13.	塔羅牌預言秘法	淺野八郎著	200元

・趣味心理講座・電腦編號15

1.	性格測驗① 探索男與女	淺野八郎著	140元
2.	性格測驗② 透視人心奧秘	淺野八郎著	140元
3.	性格測驗③ 發現陌生的自己	淺野八郎著	140元
4.	性格測驗④ 發現你的真面目	淺野八郎著	140元
5.	性格測驗⑤ 讓你們吃驚	淺野八郎著	140元
6.	性格測驗⑥ 洞穿心理盲點	淺野八郎著	140元
7.	性格測驗⑦ 探索對方心理	淺野八郎著	140元
8.	性格測驗⑧ 由吃認識自己	淺野八郎著	160元
9.	性格測驗⑨ 戀愛知多少	淺野八郎著	160元
10.	性格測驗⑩ 由裝扮瞭解人心	淺野八郎著	160元

11. 性格測驗⑪ 敲開內心玄機　淺野八郎著　140 元
12. 性格測驗⑫ 透視你的未來　淺野八郎著　160 元
13. 血型與你的一生　淺野八郎著　160 元
14. 趣味推理遊戲　淺野八郎著　160 元
15. 行為語言解析　淺野八郎著　160 元

・婦 幼 天 地・電腦編號 16

1. 八萬人減肥成果　黃靜香譯　180 元
2. 三分鐘減肥體操　楊鴻儒譯　150 元
3. 窈窕淑女美髮秘訣　柯素娥譯　130 元
4. 使妳更迷人　成　玉譯　130 元
5. 女性的更年期　官舒妍編譯　160 元
6. 胎內育兒法　李玉瓊編譯　150 元
7. 早產兒袋鼠式護理　唐岱蘭譯　200 元
8. 初次懷孕與生產　婦幼天地編譯組　180 元
9. 初次育兒 12 個月　婦幼天地編譯組　180 元
10. 斷乳食與幼兒食　婦幼天地編譯組　180 元
11. 培養幼兒能力與性向　婦幼天地編譯組　180 元
12. 培養幼兒創造力的玩具與遊戲　婦幼天地編譯組　180 元
13. 幼兒的症狀與疾病　婦幼天地編譯組　180 元
14. 腿部苗條健美法　婦幼天地編譯組　180 元
15. 女性腰痛別忽視　婦幼天地編譯組　150 元
16. 舒展身心體操術　李玉瓊編譯　130 元
17. 三分鐘臉部體操　趙薇妮著　160 元
18. 生動的笑容表情術　趙薇妮著　160 元
19. 心曠神怡減肥法　川津祐介著　130 元
20. 內衣使妳更美麗　陳玄茹譯　130 元
21. 瑜伽美姿美容　黃靜香編著　180 元
22. 高雅女性裝扮學　陳珮玲譯　180 元
23. 蠶糞肌膚美顏法　坂梨秀子著　160 元
24. 認識妳的身體　李玉瓊譯　160 元
25. 產後恢復苗條體態　居理安・芙萊喬著　200 元
26. 正確護髮美容法　山崎伊久江著　180 元
27. 安琪拉美姿養生學　安琪拉蘭斯博瑞著　180 元
28. 女體性醫學剖析　增田豐著　220 元
29. 懷孕與生產剖析　岡部綾子著　180 元
30. 斷奶後的健康育兒　東城百合子著　220 元
31. 引出孩子幹勁的責罵藝術　多湖輝著　170 元
32. 培養孩子獨立的藝術　多湖輝著　170 元
33. 子宮肌瘤與卵巢囊腫　陳秀琳編著　180 元
34. 下半身減肥法　納他夏・史達賓著　180 元
35. 女性自然美容法　吳雅菁編著　180 元
36. 再也不發胖　池園悅太郎著　170 元

37. 生男生女控制術	中垣勝裕著	220元
38. 使妳的肌膚更亮麗	楊　皓編著	170元
39. 臉部輪廓變美	芝崎義夫著	180元
40. 斑點、皺紋自己治療	高須克彌著	180元
41. 面皰自己治療	伊藤雄康著	180元
42. 隨心所欲瘦身冥想法	原久子著	180元
43. 胎兒革命	鈴木丈織著	180元
44. NS磁氣平衡法塑造窈窕奇蹟	古屋和江著	180元
45. 享瘦從腳開始	山田陽子著	180元
46. 小改變瘦4公斤	宮本裕子著	180元
47. 軟管減肥瘦身	高橋輝男著	180元
48. 海藻精神秘美容法	劉名揚編著	180元
49. 肌膚保養與脫毛	鈴木真理著	180元
50. 10天減肥3公斤	彤雲編輯組	180元
51. 穿出自己的品味	西村玲子著	280元

・青 春 天 地・電腦編號 17

1. A血型與星座	柯素娥編譯	160元
2. B血型與星座	柯素娥編譯	160元
3. O血型與星座	柯素娥編譯	160元
4. AB血型與星座	柯素娥編譯	120元
5. 青春期性教室	呂貴嵐編譯	130元
6. 事半功倍讀書法	王毅希編譯	150元
7. 難解數學破題	宋釗宜編譯	130元
9. 小論文寫作秘訣	林顯茂編譯	120元
11. 中學生野外遊戲	熊谷康編著	120元
12. 恐怖極短篇	柯素娥編譯	130元
13. 恐怖夜話	小毛驢編譯	130元
14. 恐怖幽默短篇	小毛驢編譯	120元
15. 黑色幽默短篇	小毛驢編譯	120元
16. 靈異怪談	小毛驢編譯	130元
17. 錯覺遊戲	小毛驢編著	130元
18. 整人遊戲	小毛驢編著	150元
19. 有趣的超常識	柯素娥編譯	130元
20. 哦！原來如此	林慶旺編譯	130元
21. 趣味競賽100種	劉名揚編譯	120元
22. 數學謎題入門	宋釗宜編譯	150元
23. 數學謎題解析	宋釗宜編譯	150元
24. 透視男女心理	林慶旺編譯	120元
25. 少女情懷的自白	李桂蘭編譯	120元
26. 由兄弟姊妹看命運	李玉瓊編譯	130元
27. 趣味的科學魔術	林慶旺編譯	150元
28. 趣味的心理實驗室	李燕玲編譯	150元

29. 愛與性心理測驗	小毛驢編譯	130元
30. 刑案推理解謎	小毛驢編譯	180元
31. 偵探常識推理	小毛驢編譯	180元
32. 偵探常識解謎	小毛驢編譯	130元
33. 偵探推理遊戲	小毛驢編譯	130元
34. 趣味的超魔術	廖玉山編著	150元
35. 趣味的珍奇發明	柯素娥編著	150元
36. 登山用具與技巧	陳瑞菊編著	150元
37. 性的漫談	蘇燕謀編著	180元
38. 無的漫談	蘇燕謀編著	180元
39. 黑色漫談	蘇燕謀編著	180元
40. 白色漫談	蘇燕謀編著	180元

・健 康 天 地・電腦編號 18

1. 壓力的預防與治療	柯素娥編譯	130元
2. 超科學氣的魔力	柯素娥編譯	130元
3. 尿療法治病的神奇	中尾良一著	130元
4. 鐵證如山的尿療法奇蹟	廖玉山譯	120元
5. 一日斷食健康法	葉慈容編譯	150元
6. 胃部強健法	陳炳崑譯	120元
7. 癌症早期檢查法	廖松濤譯	160元
8. 老人痴呆症防止法	柯素娥編譯	130元
9. 松葉汁健康飲料	陳麗芬編譯	130元
10. 揉肚臍健康法	永井秋夫著	150元
11. 過勞死、猝死的預防	卓秀貞編譯	130元
12. 高血壓治療與飲食	藤山順豐著	150元
13. 老人看護指南	柯素娥編譯	150元
14. 美容外科淺談	楊啟宏著	150元
15. 美容外科新境界	楊啟宏著	150元
16. 鹽是天然的醫生	西英司郎著	140元
17. 年輕十歲不是夢	梁瑞麟譯	200元
18. 茶料理治百病	桑野和民著	180元
19. 綠茶治病寶典	桑野和民著	150元
20. 杜仲茶養顏減肥法	西田博著	150元
21. 蜂膠驚人療效	瀨長良三郎著	180元
22. 蜂膠治百病	瀨長良三郎著	180元
23. 醫藥與生活(一)	鄭炳全著	180元
24. 鈣長生寶典	洛合敏著	180元
25. 大蒜長生寶典	木下繁太郎著	160元
26. 居家自我健康檢查	石川恭三著	160元
27. 永恆的健康人生	李秀鈴譯	200元
28. 大豆卵磷脂長生寶典	劉雪卿譯	150元
29. 芳香療法	梁艾琳譯	160元

30. 醋長生寶典 柯素娥譯 180元
31. 從星座透視健康 席拉・吉蒂斯著 180元
32. 愉悅自在保健學 野本二士夫著 160元
33. 裸睡健康法 丸山淳士等著 160元
34. 糖尿病預防與治療 藤田順豐著 180元
35. 維他命長生寶典 菅原明子著 180元
36. 維他命C新效果 鐘文訓編 150元
37. 手、腳病理按摩 堤芳朗著 160元
38. AIDS瞭解與預防 彼得塔歇爾著 180元
39. 甲殼質殼聚糖健康法 沈永嘉譯 160元
40. 神經痛預防與治療 木下真男著 160元
41. 室內身體鍛鍊法 陳炳崑編著 160元
42. 吃出健康藥膳 劉大器編著 180元
43. 自我指壓術 蘇燕謀編著 160元
44. 紅蘿蔔汁斷食療法 李玉瓊編著 150元
45. 洗心術健康秘法 竺翠萍編譯 170元
46. 枇杷葉健康療法 柯素娥編譯 180元
47. 抗衰血癒 楊啟宏著 180元
48. 與癌搏鬥記 逸見政孝著 180元
49. 冬蟲夏草長生寶典 高橋義博著 170元
50. 痔瘡・大腸疾病先端療法 宮島伸宜著 180元
51. 膠布治癒頑固慢性病 加瀨建造著 180元
52. 芝麻神奇健康法 小林貞作著 170元
53. 香煙能防止癡呆？ 高田明和著 180元
54. 穀菜食治癌療法 佐藤成志著 180元
55. 貼藥健康法 松原英多著 180元
56. 克服癌症調和道呼吸法 帶津良一著 180元
57. B型肝炎預防與治療 野村喜重郎著 180元
58. 青春永駐養生導引術 早島正雄著 180元
59. 改變呼吸法創造健康 原久子著 180元
60. 荷爾蒙平衡養生秘訣 出村博著 180元
61. 水美肌健康法 井戶勝富著 170元
62. 認識食物掌握健康 廖梅珠編著 170元
63. 痛風劇痛消除法 鈴木吉彥著 180元
64. 酸莖菌驚人療效 上田明彥著 180元
65. 大豆卵磷脂治現代病 神津健一著 200元
66. 時辰療法—危險時刻凌晨4時 呂建強等著 180元
67. 自然治癒力提升法 帶津良一著 180元
68. 巧妙的氣保健法 藤平墨子著 180元
69. 治癒C型肝炎 熊田博光著 180元
70. 肝臟病預防與治療 劉名揚編著 180元
71. 腰痛平衡療法 荒井政信著 180元
72. 根治多汗症、狐臭 稻葉益巳著 220元
73. 40歲以後的骨質疏鬆症 沈永嘉譯 180元

74. 認識中藥	松下一成著	180 元
75. 認識氣的科學	佐佐木茂美著	180 元
76. 我戰勝了癌症	安田伸著	180 元
77. 斑點是身心的危險信號	中野進著	180 元
78. 艾波拉病毒大震撼	玉川重德著	180 元
79. 重新還我黑髮	桑名隆一郎著	180 元
80. 身體節律與健康	林博史著	180 元
81. 生薑治萬病	石原結實著	180 元
82. 靈芝治百病	陳瑞東著	180 元
83. 木炭驚人的威力	大槻彰著	200 元
84. 認識活性氧	井土貴司著	180 元
85. 深海鮫治百病	廖玉山編著	180 元
86. 神奇的蜂王乳	井上丹治著	180 元
87. 卡拉 OK 健腦法	東潔著	180 元
88. 卡拉 OK 健康法	福田伴男著	180 元
89. 醫藥與生活(二)	鄭炳全著	200 元
90. 洋蔥治百病	宮尾興平著	180 元
91. 年輕 10 歲快步健康法	石塚忠雄著	180 元
92. 石榴的驚人神效	岡本順子著	180 元
93. 飲料健康法	白鳥早奈英著	180 元
94. 健康棒體操	劉名揚編譯	180 元
95. 催眠健康法	蕭京凌編著	180 元
96. 鬱金（美王）治百病	水野修一著	180 元

・實用女性學講座・電腦編號 19

1. 解讀女性內心世界	島田一男著	150 元
2. 塑造成熟的女性	島田一男著	150 元
3. 女性整體裝扮學	黃靜香編著	180 元
4. 女性應對禮儀	黃靜香編著	180 元
5. 女性婚前必修	小野十傳著	200 元
6. 徹底瞭解女人	田口二州著	180 元
7. 拆穿女性謊言 88 招	島田一男著	200 元
8. 解讀女人心	島田一男著	200 元
9. 俘獲女性絕招	志賀貢著	200 元
10. 愛情的壓力解套	中村理英子著	200 元
11. 妳是人見人愛的女孩	廖松濤編著	200 元

・校園系列・電腦編號 20

1. 讀書集中術	多湖輝著	150 元
2. 應考的訣竅	多湖輝著	150 元
3. 輕鬆讀書贏得聯考	多湖輝著	150 元

4. 讀書記憶秘訣　多湖輝著　150元
5. 視力恢復！超速讀術　江錦雲譯　180元
6. 讀書36計　黃柏松編著　180元
7. 驚人的速讀術　鐘文訓編著　170元
8. 學生課業輔導良方　多湖輝著　180元
9. 超速讀超記憶法　廖松濤編著　180元
10. 速算解題技巧　宋釗宜編著　200元
11. 看圖學英文　陳炳崑編著　200元
12. 讓孩子最喜歡數學　沈永嘉譯　180元
13. 催眠記憶術　林碧清譯　180元
14. 催眠速讀術　林碧清譯　180元

・實用心理學講座・電腦編號21

1. 拆穿欺騙伎倆　多湖輝著　140元
2. 創造好構想　多湖輝著　140元
3. 面對面心理術　多湖輝著　160元
4. 偽裝心理術　多湖輝著　140元
5. 透視人性弱點　多湖輝著　140元
6. 自我表現術　多湖輝著　180元
7. 不可思議的人性心理　多湖輝著　180元
8. 催眠術入門　多湖輝著　150元
9. 責罵部屬的藝術　多湖輝著　150元
10. 精神力　多湖輝著　150元
11. 厚黑說服術　多湖輝著　150元
12. 集中力　多湖輝著　150元
13. 構想力　多湖輝著　150元
14. 深層心理術　多湖輝著　160元
15. 深層語言術　多湖輝著　160元
16. 深層說服術　多湖輝著　180元
17. 掌握潛在心理　多湖輝著　160元
18. 洞悉心理陷阱　多湖輝著　180元
19. 解讀金錢心理　多湖輝著　180元
20. 拆穿語言圈套　多湖輝著　180元
21. 語言的內心玄機　多湖輝著　180元
22. 積極力　多湖輝著　180元

・超現實心理講座・電腦編號22

1. 超意識覺醒法　詹蔚芬編譯　130元
2. 護摩秘法與人生　劉名揚編譯　130元
3. 秘法！超級仙術入門　陸明譯　150元
4. 給地球人的訊息　柯素娥編著　150元

國家圖書館出版品預行編目資料

有趣的遺傳學／蕭京凌編著，－初版
－臺北市，大展，民 88
184 面；21 公分－（家庭醫學保健；52）
ISBN 957-557-906-2（平裝）

1. 遺傳病

415.155　　　　88001737

有趣的遺傳學

ISBN 957-557-906-2

編著者／蕭 京 凌
發行人／蔡 森 明
出版者／大展出版社有限公司
社　址／台北市北投區（石牌）致遠一路 2 段 12 巷 1 號
電　話／(02) 28236031・28236033
傳　真／(02) 28272069
郵政劃撥／0166955—1
登記證／局版臺業字第 2171 號
承印者／國順圖書印刷公司
裝　訂／嶸興裝訂有限公司
排版者／千兵企業有限公司
電　話／(02) 28812643
初版1刷／1999 年（民 88 年） 4 月
初版2刷／1999 年（民 88 年） 6 月

定　價／200 元

大展好書 好書大展